Stress
als Wegweiser

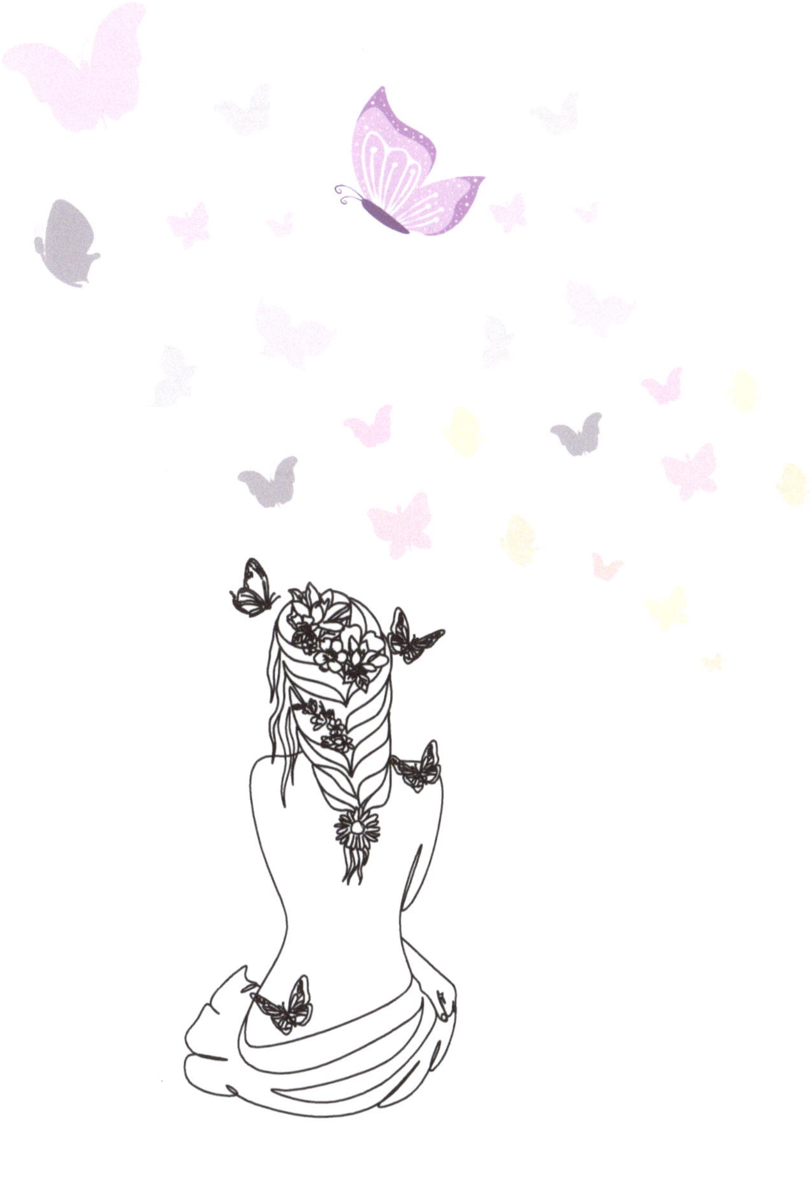

Stress ist Botschaft und Botschafter zugleich

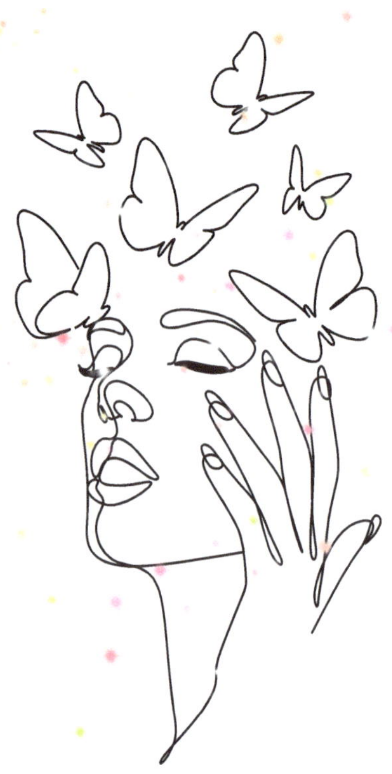

Stress als Wegweiser

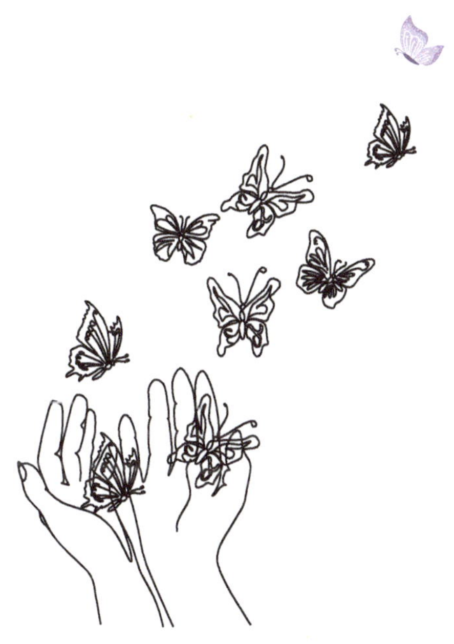

SONSEE NEU

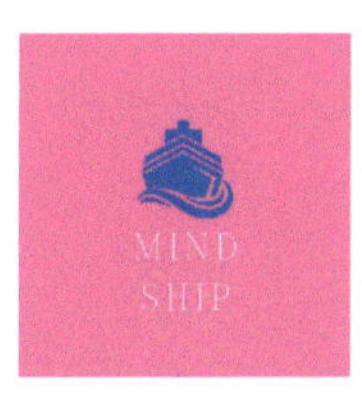

MINDSHIP

First published in Germany 2023 by Mindship Books

ISBN:9798861494519

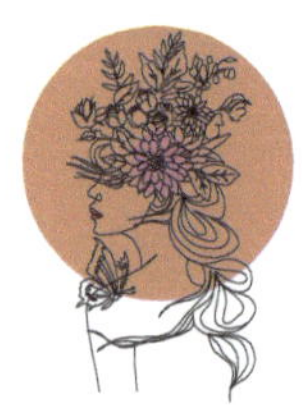

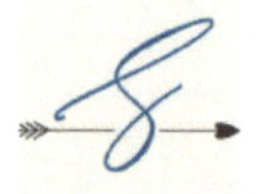

sonseeneu.com

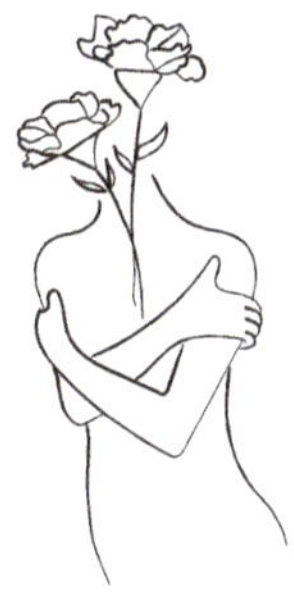

INHALTSVERZEICHNIS

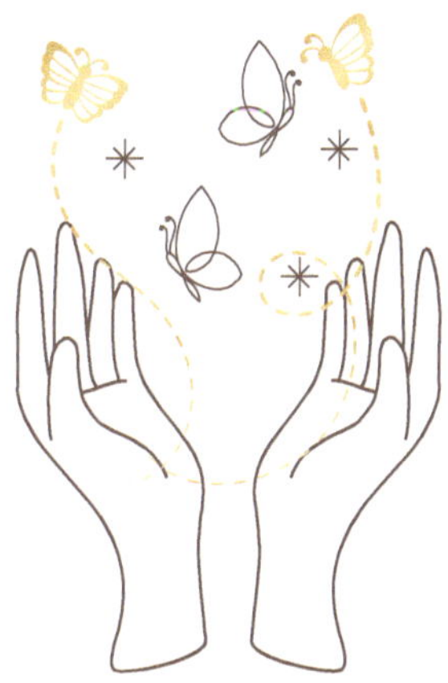

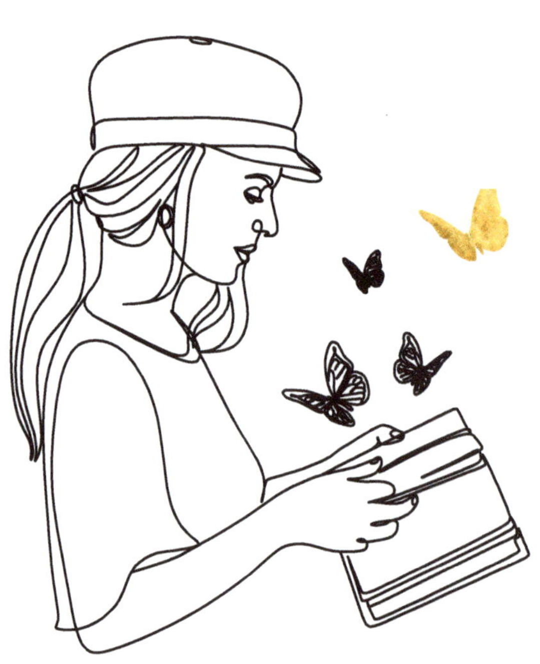

Die Autorin

"Ich habe immer daran geglaubt, dass **jeder** ein Geburtsrecht hat, seine Träume, Wünsche und Visionen im Leben zu erfüllen.

Als ich zehn Jahre alt war, begann ich davon zu träumen, nach New York City zu ziehen. Ich lebte damals in einem kleinen Dorf in Deutschland und es dauerte keine zehn Jahre, da ging mein Traum tatsächlich in Erfüllung. Direkt nach dem Abitur zog ich also zum Studium nach New York, wo sich alle meine Träume erfüllten.

Ein paar Jahre später verschlug es mich dann nach Los Angeles, wo mein Leben offenbar einen neuen Plan für mich parat hatte, der mich bis heute tief prägen sollte:

Im Stadtteil Hollywood, stieß ich auf eine schockierend hohe Anzahl von obdachlosen Jugendlichen. Ich wollte unbedingt etwas tun und nahm Kontakt mit dem dortigen "Covenant House International" und "My Friend's Place" auf. Dort konnte ich zunächst auf freiwilliger Basis arbeiten, indem ich Kurse entwickelte, um die Jugendlichen bei der Bewältigung des hohen Stresslevels zu unterstützen, dem sie tagtäglich ausgesetzt waren. Später wurde ich eingestellt, um Retreats für die Mitarbeiter zu organisieren.

Zur Zeit lebe ich in Berlin und arbeite als "Mindful Life Coach Practiononer".

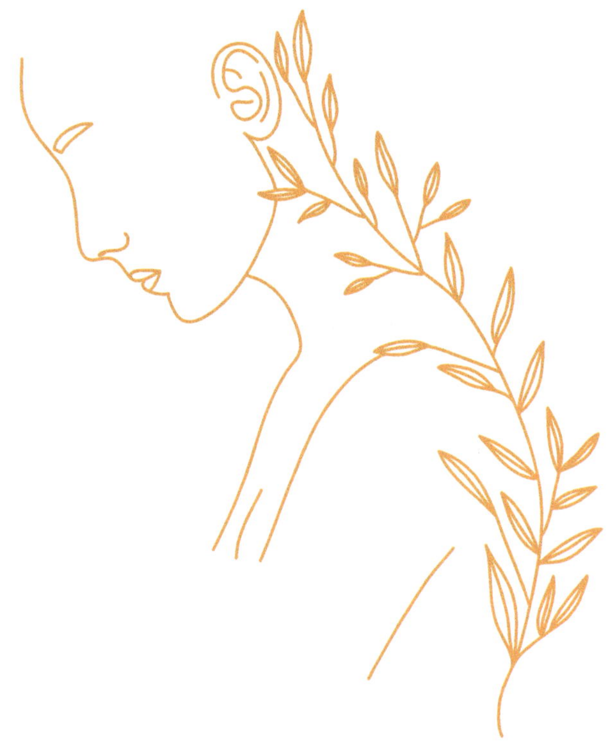

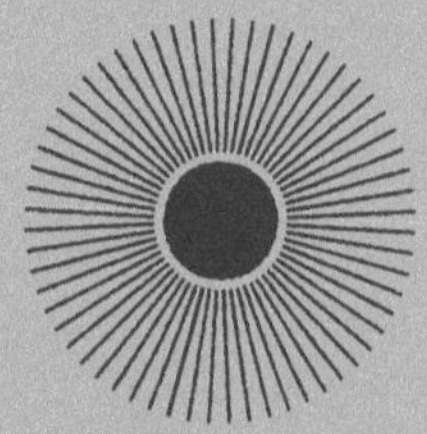

Willkommen und herzlichen Glückwunsch zum Erhalt dieses Buches!

Ich glaube, ich spreche nicht nur für mich, wenn ich sage, dass ich den größten Teil meines Lebens davon ausging, dass die meisten Dinge in meinem Leben mir „einfach so und willkürlich" passierten. Als läge die Kontrolle außerhalb von mir selbst.

Ich habe lange dankend hingenommen, eher per Zufall geboren worden zu sein und mich gefragt, was wohl in meinem Leben als nächstes passieren würde. Ganz so als wäre ich dem Leben und seinen Gegebenheiten, mehr oder weniger, willkürlich ausgeliefert.

Ich habe mich jeden Tag einfach darauf verlassen, irgendwie „doch schon durch zu kommen" oder dass „doch immer alles gut gehen wird".

Mit dieser eher passiven Haltung galt ich in meinen Kreisen sogar schon als Optimist.

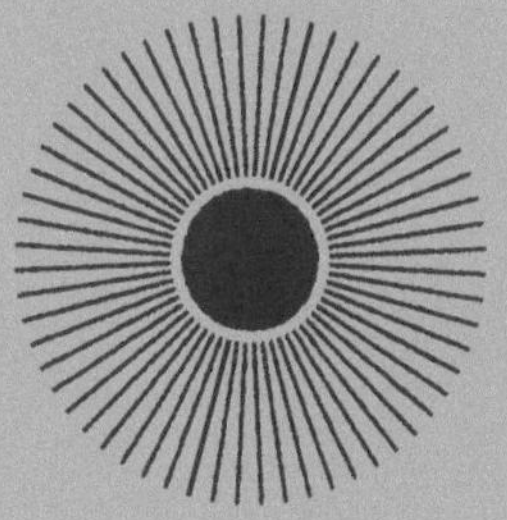

Erst als die Dinge nicht so gut liefen, wie häusliche Gewalt in meiner Jugend, eine schmerzhafte Ehe und grässliche Scheidung und das koplette allein erziehen meiner Kinder an 365 Tagen im Jahr, habe ich mich endlich gefragt, ob ich nicht doch mehr Kontrolle über mein Leben habe?
Ich wollte, nein ich brauchte, dass der Dauerstress, die daraus resultierenden Selbstzweifel und die emotionalen Schmerzen endlich ein Ende nehmen.
Ich hatte wirklich und endlich genug!

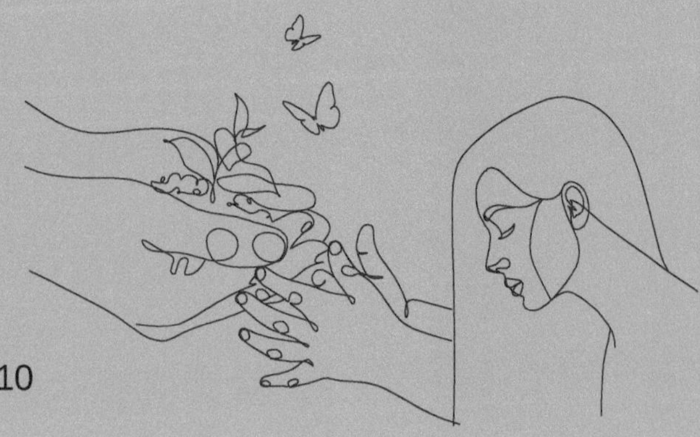

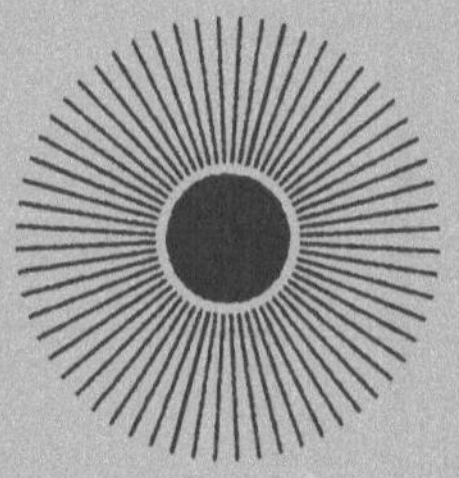

Ich weiß nicht genau woher die Stimme kam, aber ich wusste, ich habe das Zeug dazu glücklich zu sein.

Und genau da wird es interessant: Gerade DURCH die vielen Jahren, in denen ich mich auf einem fast unerträglichen Stressniveau bewegt habe, habe ich entdeckt, dass ich tatsächlich alles selber in der Hand habe. Ich bin dem Leben nicht schutzlos ausgeliefert und auch Du, liebe*r Lesende, bist es nicht.

Du bist viel selbstbestimmter, widerstandsfähiger und mutiger, als Du glaubst!

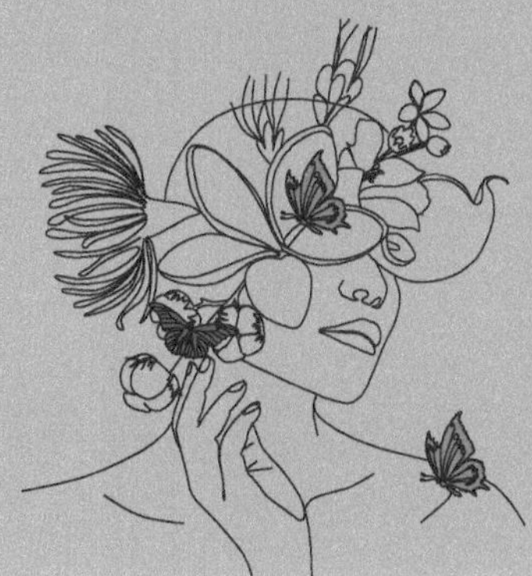

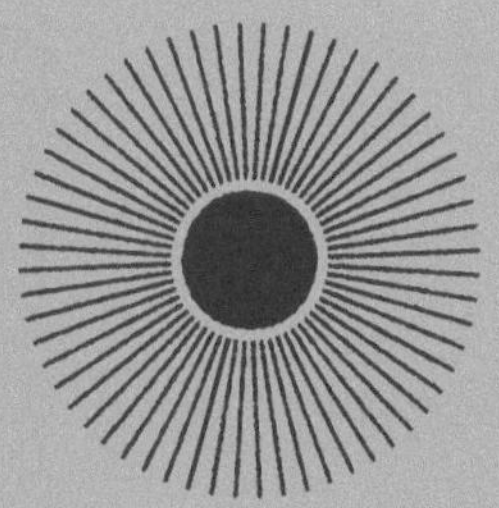

Ich schreibe dieses Büchlein, weil es Dich ermutigen soll, nicht nur den Stress in Deinem Leben wahr- und anzunehmen, sondern ihn auch als Wegweiser und Katalysator für persönliches Wachstum sehen und nutzen zu können.
Wenn ich es kann, kannst Du es auch!

Wir leben unwidersprechlich in einer Welt voller Herausforderungen, ständiger Veränderung, Überraschungen, Chaos und unzähligen Möglichkeiten und da ist Stress ein unausweichlicher Begleiter.

In den kommenden Kapiteln werden wir also gemeinsam in die Welt des Stress Management ein- aber auch wieder auftauchen.
Du wirst nicht nur lernen, wie Du Stress bewältigen kannst, sondern auch, wie Du ihn als Leitfaden zu Deinen Lebensträumen nutzen kannst.

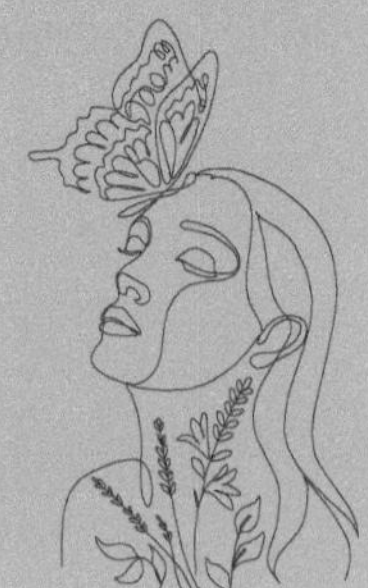

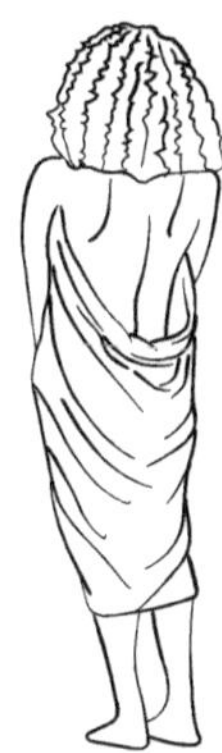

Es ist allerdings wichtig und bitte unbedingt zu beachten, dass Stress eine individuelle Erfahrung ist. Was eine Person als stressig empfindet, kann für eine andere Person möglicherweise nicht stressig sein.

Die Bewältigung von Stress erfordert oft verschiedene Strategien, einschließlich Stress Management-Techniken, soziale Unterstützung und gegebenenfalls professioneller Hilfe.

Ich möchte deshalb hiermit ausdrücklich auf folgendes hinweisen: ich bin weder Arzt, Psychotherapeut, Psychologe noch Psychiater. Alle Methoden, mit denen hier gearbeitet wird, dienen der Aktivierung der Selbstbestimmung und der Selbstheilungskräfte.

Stress Management ist kein Ersatz für medizinische, psychologische oder psychiatrische Behandlung oder Beratung!

Stress stellt unser Licht in den Schatten

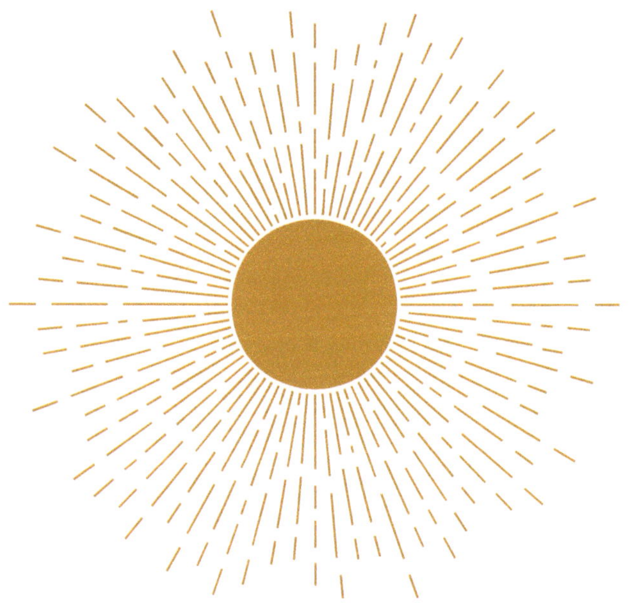

<u>Was ist Stress?</u>

Bevor wir in die Details dessen eintauchen, wie Stress Veränderung anregen kann, ist es wichtig, die Natur des Stresses zu verstehen und was er alles in uns auslösen kann.

Eine dauerhafte Überbelastung mindert nicht nur die Lebensqualität, sondern macht am Ende krank.

Oft erkennen Betroffene den Zusammenhang zwischen ihrer körperlichen und psychischen Verfassung und ihrer Dauerüberlastung nicht!

Stress wirkt sich irgendwann auf die Psyche und somit auf das innere Gleichgewicht aus.
Die andauernde Anspannung lässt keine Entspannung mehr zu. Man kann nicht mehr gut schlafen, sich nicht konzentrieren, wird reizbar, fühlt sich niedergeschlagen oder sogar deprimiert.

Darunter leidet folglich das Selbstbewusstsein und ein Teufelskreis des Leidens entsteht.

Im Umkehrschluß besteht jedoch die Chance, die Stressanzeichen zu nutzen um **„das Steuer früh genug rumzureißen".**

Darum geht es in diesem Buch.

Physiologische Reaktion

Stress ist eine natürliche Reaktion des Körpers auf
Anforderungen oder Belastungen, die als besonders
herausfordernd oder bedrohlich empfunden werden.
Er ist mehr als nützlich, wenn wir z.B. vor einer Gefahr
weg rennen müssen.

Wenn wir uns gestresst fühlen, setzt der Körper
Stresshormone wie Adrenalin und Cortisol frei. Diese
Hormone erhöhen die Herzfrequenz, beschleunigen die
Atmung, erhöhen den Blutdruck und stellen dem Körper
zusätzliche Energie zur Verfügung.

Dieser physiologische Zustand wird oft als "Kampf- oder
Flucht"-Modus bezeichnet und soll den Körper auf eine
schnelle Reaktion in stressigen oder gefährlichen
Situationen vorbereiten.

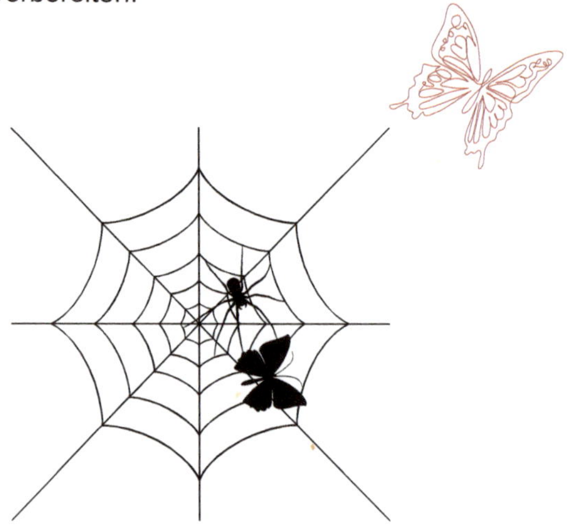

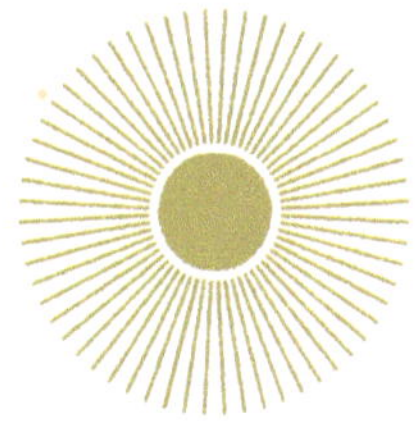

Heutzutage sind die sog. Stressoren, denen wir begegnen
unmittelbar oft weniger lebensbedrohlich, aber sie können
immer noch erheblichen Druck auf uns ausüben.
Ich sage unmittelbar, denn **langfristig** gesehen kann
Stress an sich durchaus lebensbedrohlich sein!

Zu viel Druck über einen langen Zeitraum hinweg
auszuhalten, kann einen so sehr schwächen,
dass man jegliche Zuversicht verliert, dass es
jemals wieder besser werden wird.

Es gibt zum Glück jedoch Mittel und Wege sich an der
Perlenkette der Stressfaktoren entlang zu hangeln,
bis Dein Köpfchen wieder Land sieht und Du wieder ruhig
atmen, schlafen und leben kannst.

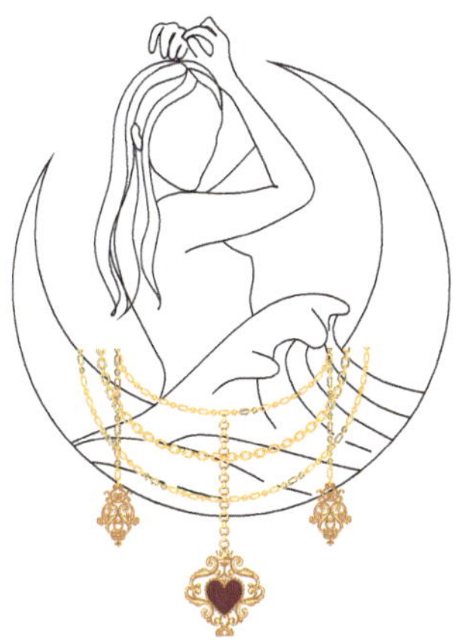

Emotionale Reaktion

Stress kann eine Vielzahl von starken
emotionalen Reaktionen auslösen.
Darunter sind Angst, Wut, Frustration,
Unsicherheit und auch
Traurigkeit.
Diese Emotionen können von Person zu Person
unterschiedlich sein und
hängen oft von der Art der
Stressfaktoren und der individuellen
Bewältigungsfähigkeit ab.

Wenn wir nicht auf
unseren Stress hören,
wird er uns auf Dauer
erheblich schwächen.
Ich habe jedoch entdeckt,
dass wenn ich hin höre
und mich dann richtig versorge,
er mich sogar stärken kann.

Sowie Schmerz uns auf
eine Wunde oder Verletzung
hinweisen will, die
ärztliche Versorgung
und Aufmerksamkeit braucht.

Körperliche Anzeichen von Stress

- **Muskelverspannungen**: Stress kann zu Muskelverspannungen führen, insbesondere im Nacken, den Schultern und dem Rücken. Dies kann zu Schmerzen und Unwohlsein führen.
- **Kopfschmerzen**: Spannungskopfschmerzen sind häufige Begleiterscheinungen von Stress. Sie können sich als dumpfer, drückender Schmerz im Kopf äußern.
- **Magen-Darm-Probleme**: Stress kann Magen-Darm-Beschwerden, wie Magenschmerzen, Übelkeit, Durchfall oder Verstopfung verursachen.

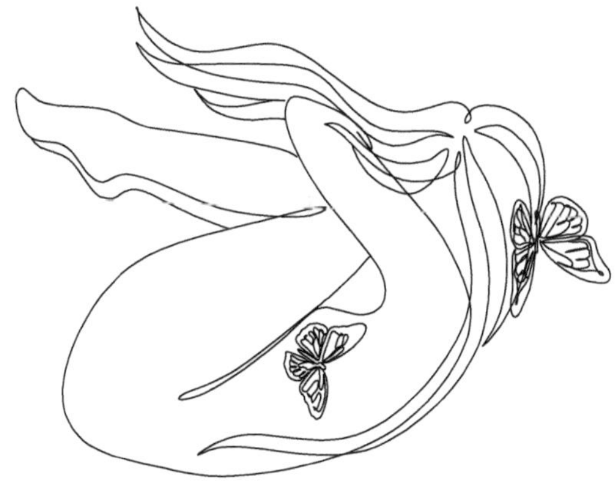

- **Schlafstörungen**: Stress kann den Schlaf beeinträchtigen, was zu Schlaflosigkeit oder unruhigem Schlaf führen kann.
- **Erhöhter Herzschlag**: Stress aktiviert das sympathische Nervensystem und kann zu einem erhöhten Puls führen.
- **Erhöhter Blutdruck:** Chronischer Stress kann den Blutdruck erhöhen, was das Risiko für Herz-Kreislauf-Erkrankungen erhöhen kann.
- **Schwitzen:** Stress kann übermäßiges Schwitzen auslösen, selbst in nicht anstrengenden Situationen.

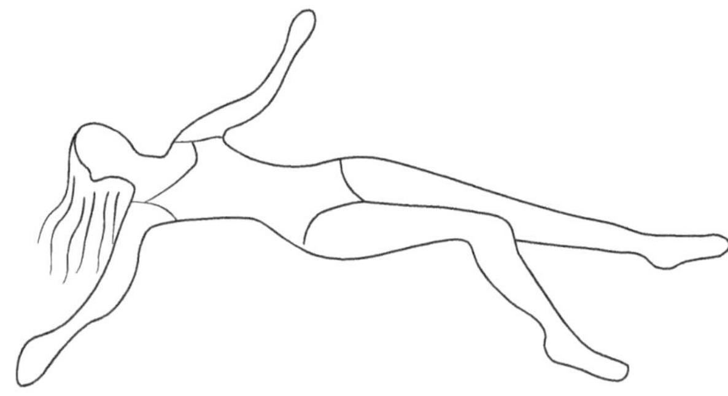

Psychische Anzeichen von Stress

- **Angst:** Stress kann Angstgefühle auslösen oder verschlimmern. Dies kann sich als anhaltende Sorge, innere Unruhe oder Panikattacken äußern.
- **Reizbarkeit:** Menschen, die unter Stress stehen, können leicht gereizt sein und haben möglicherweise eine geringere Frustrationstoleranz.
- **Konzentrationsprobleme**: Stress kann die Fähigkeit zur Konzentration und zum klaren Denken beeinträchtigen.
- **Niedergeschlagenheit:** Einige Menschen erleben während des Stresses depressive Symptome wie Traurigkeit, Hoffnungslosigkeit oder Interessenverlust.

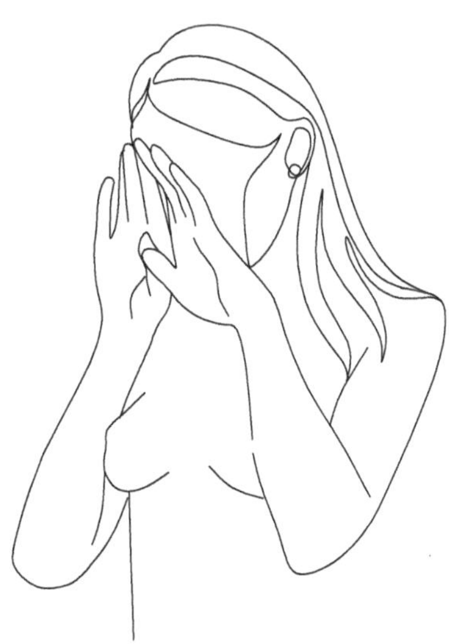

- **Erschöpfung**: Chronischer Stress kann zu anhaltender Müdigkeit und Erschöpfung führen, selbst nach ausreichendem Schlaf.
- **Gedankenkreisen**: Menschen können sich in stressigen Zeiten schwer tun, Gedankenkreisen und Grübeln zu kontrollieren.

Wenn Du glaubst, unter chronischem Stress zu leiden oder Schwierigkeiten hast damit umzugehen, ist es ratsam professionelle Hilfe in Anspruch zu nehmen!

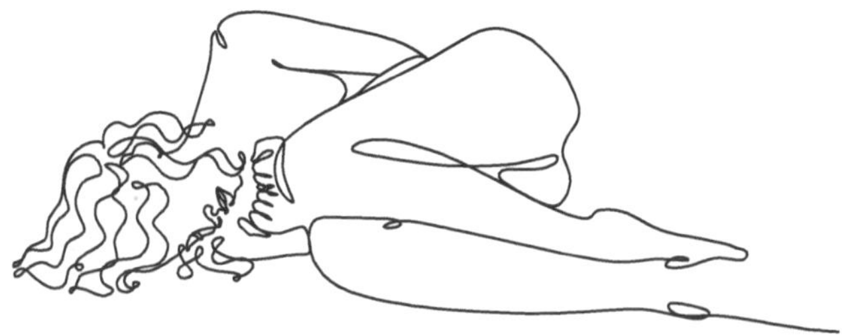

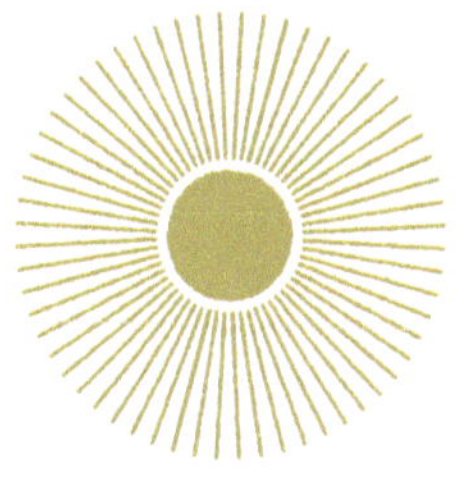

Stress kann aus verschiedenen Quellen stammen, darunter berufliche Herausforderungen, finanzielle Sorgen, zwischenmenschliche Konflikte, gesundheitliche Probleme oder Veränderungen im Leben, die als belastend empfunden werden.
Ich habe mich gefragt, ob ich das u.g. überhaupt auflisten soll, weil es mir fast zu offensichtlich erscheint.

Jedoch habe ich festgestellt, dass es mir am Höhepunkt meines Stressniveaus erheblich geholfen hat, die Dinge einfach mal beim Namen zu nennen.

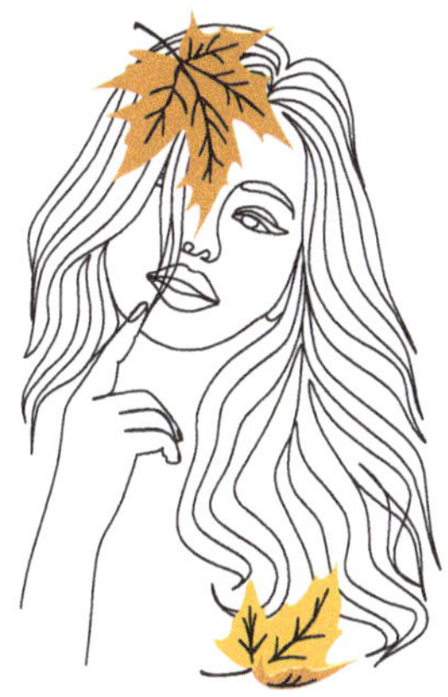

Ursachen von Stress

- **Finanzen:** Geldsorgen, wie Schulden, finanzielle Unsicherheit und die Angst vor finanziellen Problemen, können zu erheblichem Stress führen.
- **Beziehungen:** Probleme in Beziehungen, sei es in der Familie, in romantischen Partnerschaften oder in Freundschaften, können emotionalen Stress verursachen.
- **Gesundheit:** Die Sorge um die eigene Gesundheit oder die Gesundheit von Angehörigen kann stressig sein, insbesondere wenn es sich um schwerwiegende Krankheiten handelt.
- **Alltagsleben:** Alltägliche Stressoren wie Verkehrsstaus, Zeitdruck, Hausarbeit und Termindruck können Stress verursachen.

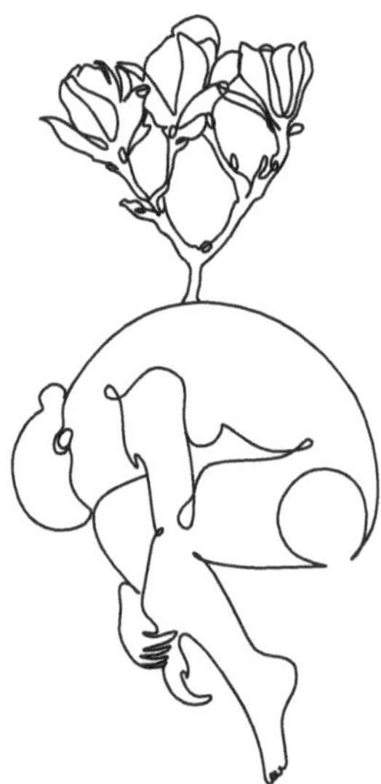

- **Familie**: Familiäre Verpflichtungen und Konflikte innerhalb der Familie können zu erheblichem Stress führen.
- **Lebensveränderungen:** Große Lebensveränderungen wie Umzüge, Trennungen, Scheidungen, Geburt eines Kindes oder der Tod eines geliebten Menschen können starken emotionalen Stress auslösen.
- **Erwartungen**: Hohe persönliche oder gesellschaftliche Erwartungen an Erfolg, Leistung oder dem äußeren Erscheinungsbild können stressig sein.

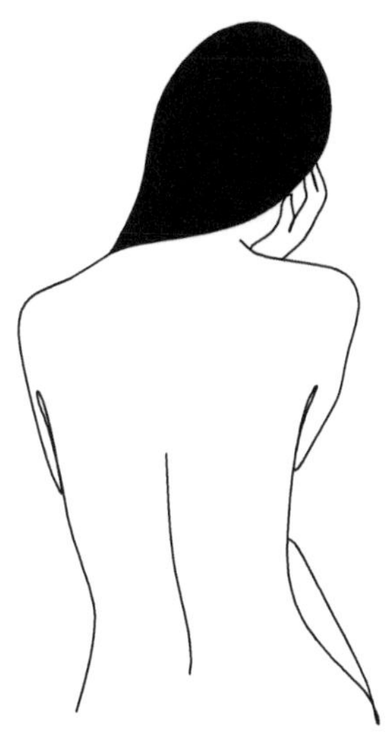

- **Unsicherheit:** Ungewissheit über die Zukunft oder die eigenen Fähigkeiten, mit Herausforderungen umzugehen, kann Stress verursachen.
- **Technologie:** Übermäßiger Gebrauch von Technologie, soziale Medien und ständige Erreichbarkeit können zu Stress führen.
- **Umweltfaktoren**: Umweltbelastungen wie Lärm, Verschmutzung und unangenehme Wetterbedingungen können Stress auslösen.
- **Traumatische Ereignisse**: Traumatische Erfahrungen wie Unfälle, Missbrauch oder Naturkatastrophen können schwerwiegenden Stress verursachen.

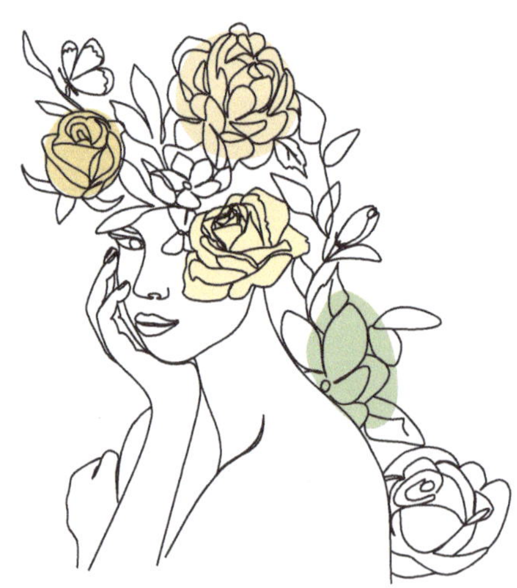

Wir leben in einer Welt, in der vom o.g. fast
alles zu trifft. Zumindest war das bei mir der
Fall.
Ich wusste nicht mehr, wo oben und unten ist,
bis ich eines Tages entschied, mich einfach
fallen zu lassen.

Denn wann ist genug, genug?

Das ist selbstverständlich sehr individuell.
Bei mir war es der Zeitpunkt, an dem mir jeder
Tag wie ein Gefängnis des Stresses erschien.

Es war wie in einem Alptraum, in dem man
rennt und rennt und auch alles versucht, aber
einfach nicht von der Stelle kommt.
Das musste aufhören. Etwas musste sich
einfach verändern, oder ich wäre verrückt
geworden.

Das wusste ich mit jeder Zelle meines
Körpers.

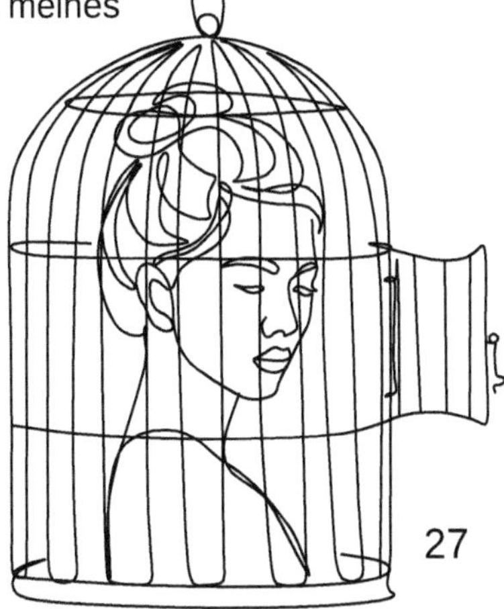

Somit tat ich etwas, was ich noch nie
zuvor getan hatte, weder im Traum noch
im Wachzustand:
Ich hörte einfach auf zu rennen!
Ich entschied mich einfach dazu.
Es war endlich genug.
Dieses Büchlein hätte auch heißen
können „Stress als Stoppschild".

Jetzt finde ich mich also hier wieder,
schreibend, weil ich hoffe, Dich damit
trösten und ermutigen zu können, dass
auch Du jederzeit aufhören kannst zu
rennen.

Es ist nämlich alles eine Frage der
Entscheidung, des Bewusstseins und
somit unseres Mindset.

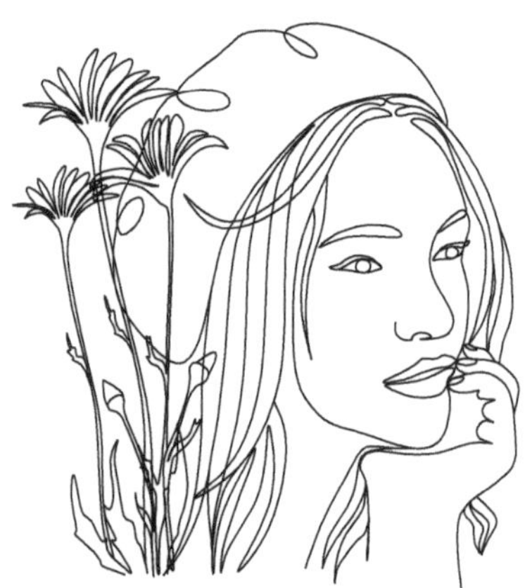

DIE GEDANKEN SIND FREI.

SIND WIR AUCH FREI VON UNSEREN GEDANKEN?

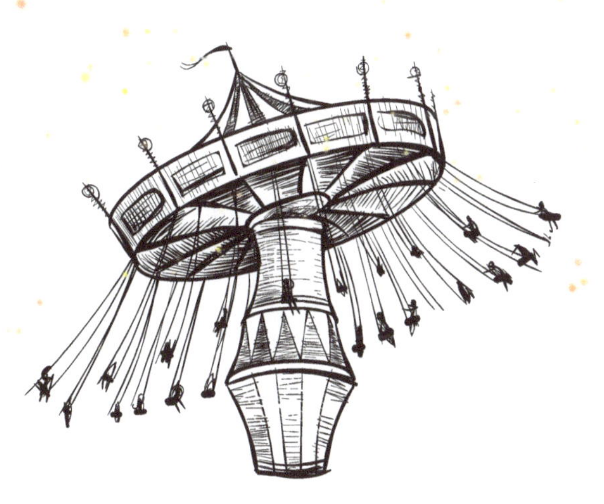

Die Rolle des Mindset im Stress Management

Der Begriff "Mindset" bezieht sich auf die Denkweise, Einstellung und grundlegenden Überzeugung: über sich selbst, unser Leben und die Welt um uns herum.
Es ist die Art und Weise, wie wir die Dinge wahrnehmen, **interpretieren** und auch wie wir darauf reagieren.
Unser Mindset ist wie ein enormer Filter und beeinflusst mehr als beträchtlich, wie wir Entscheidungen treffen, Herausforderungen bewältigen, wie wir unser Verhalten und somit unser Leben gestalten.

Achtsamkeit zu entwickeln ist deshalb eines der wichtigsten Dinge, die wir für uns selbst tun können.

Das **neutrale** Wahrnehmen des gegenwärtigen Augenblicks ist **DIE** Schlüsselkomponente der Achtsamkeit.

Forscher haben herausgefunden, dass wir um die 60.000 Gedanken am Tag denken. Davon sind neunzig Prozent auf Dauer- bzw. Wiederholungsschleife.

Damit sind wir buchstäblich einem ewigen Gedankenkarussell ausgeliefert!

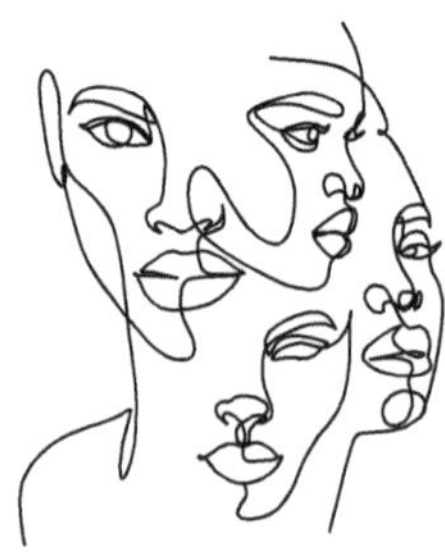

Es ist ein Karussell von sich wiederholender,
unbewusster Gedankenprozesse, die unsere
wertvolle Selbstwahrnehmung trüben.

Ein Schlüsselsatz in meinem Heilungsprozess
stammt von Esther Hicks:
„Ein Glaube ist nur EIN Gedanke auf Dauerschleife".

Hab' ich z. Bsp. von einem Elternteil in der
Frühkindheit öfter gehört: „ Du bist ist ein Schussel"
und bin dann mein Leben lang einer geblieben, hab
ich ihnen wahrscheinlich geglaubt.

Das ist nur ein harmloses Beispiel und ich habe
wahrlich schlimmeres erlebt, was mir später auch in
meiner Ehe wiedergespiegelt wurde. Ich möchte nur
an dieser Stelle nicht darauf eingehen, ausser, dass
ich dankbar für diesen Spiegel bin; war es doch ein
gewaltiger Weckruf bzw. Wegweiser für mich!

Oft sind es gar nicht unsere Glaubensmuster nach
denen wir leben, oder sogar in ihnen gefangen sind,
sondern die unserer Vorfahren.
Es gibt unzählige Beispiele und auch Studien dazu.
Und so sehr ich meine Vorfahren aus tiefstem
Herzen ehre und schätze:

„You do you and I do me".

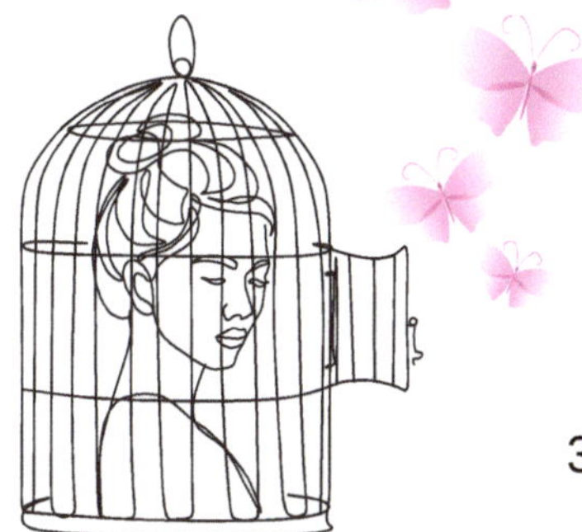

Achtsamkeit ist also die grandiose Fähigkeit
mit der Aufmerksamkeit im "Hier und Jetzt"
zu sein, ohne eine wertende Haltung sich
selbst oder anderen gegenüber.

Ein bewusster Mindset hilft uns also dabei,
klare und wache Entscheidungen zu treffen,
indem wir uns nicht in unsere,
oder die unserer Vorfahren,
unkontrollierten Emotionen
oder Gedanken hineinziehen lassen.

**Das macht bewusstes Denken zu
unserem größten Kapital.**

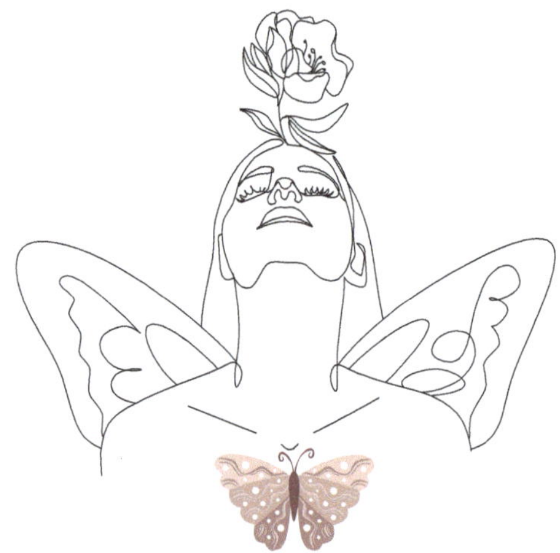

<u>Die zwei wesentlichen Hauptarten des Mindsets</u>

Festes Mindset (fixed mindset):

Menschen mit einem festen Mindset glauben,
dass ihre Fähigkeiten und Talente festgelegt
und unveränderlich sind.
Sie neigen dazu zu denken, dass sie entweder "gut" oder
"schlecht" in bestimmten Dingen sind und dass sie wenig
tun können, um sich zu verbessern.

Dies kann zu Ängsten vor Versagen führen, da sie
befürchten, dass ihre Fähigkeiten in Frage
gestellt werden könnten.

Wachstums-Mindset (growth mindset):

Menschen mit einem wachstumsorientierten
Mindset glauben, dass ihre Fähigkeiten und
Talente durch Anstrengung, Lernen und Erfahrung
entwickelt werden können. Sie sehen
Herausforderungen als Chancen zur Verbesserung
und sind eher bereit, Risiken einzugehen.

Sie betrachten Rückschläge als Gelegenheiten
zum Lernen und sind oft widerstandsfähiger
gegenüber Stress.

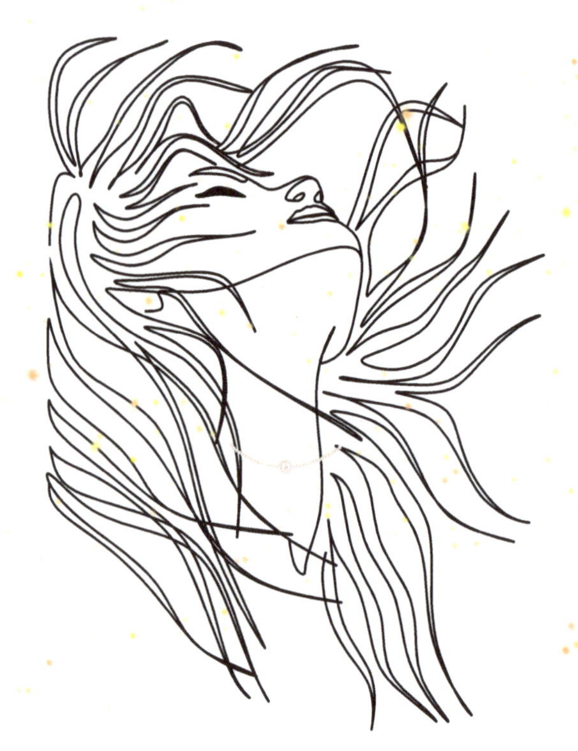

Die Macht der Gedanken: Wie unser Denken unsere Realität beeinflusst

Die wahre Macht der Gedanken liegt darin,
dass wir die Fähigkeit haben, unsere Gedanken zu
lenken und zu verändern.

Wie oben beschrieben, haben wir die Fähigkeit zu
entscheiden, **welche** Gedanken wir kultivieren
wollen.

Die Macht über unsere Gedanken ist also
die Grundlage dafür, dass das worauf wir uns in
unserem Bewusstsein fokussieren, 100% Einfluss auf
unser Leben und unsere Realität hat.

Dazu hier noch ein paar grundlegende Prinzipien:

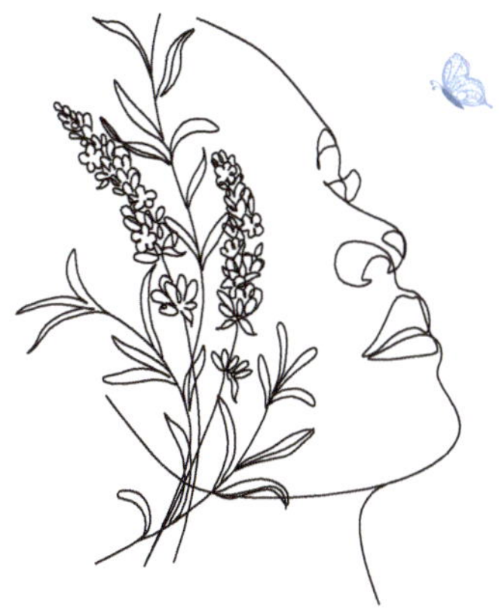

Gesetz der Anziehung

Das Gesetz der Anziehung besagt, dass Gleiches
Gleiches anzieht.
Das bedeutet also, dass das worauf Du Dich mit
Deinen Gedanken und Gefühlen konzentrierst,
damit folglich in Dein Leben gezogen wird.

Wenn Du Dich für positive Gedanken und Gefühle
entscheidest, ziehst Du auch positive Erfahrungen
und somit eine positive Zukunft an.

**„Wer die Gegenwart genießt, hat in Zukunft eine
wundervolle Vergangenheit"** ist eines meiner
Lieblingszitate, vom spanischen Schriftsteller
Eduardo Mendoza Garriga, weil man das Gesetz
der Anziehungskraft, meiner Meinung nach, nicht
treffender beschreiben kann.

Deine Gedanken sind wie **Baupläne** für das, was
in Deinem Leben passiert. Wenn Du ständig an
Mangel und Probleme denkst, wirst Du mehr davon
anziehen.

Wenn Du jedoch an Fülle und Lösungen denkst,
ziehst Du auch das in Dein Leben.

*"Probleme kann man niemals
mit derselben Denkweise lösen,
durch die sie entstanden sind."*

Albert Einstein

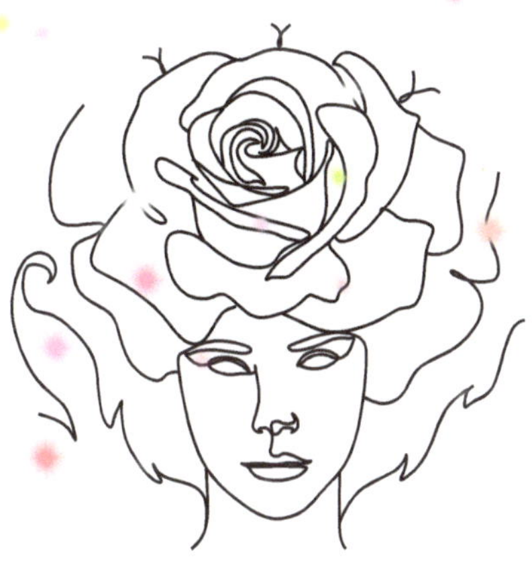

Emotionen

Deine Emotionen verstärken die Kraft
Deiner Gedanken exponentiell.

Wenn Du positive Gedanken hegst und
sie zusätzlich mit Freude, Dankbarkeit
und Begeisterung begleitest, erhöhst Du
die energetische „Wellenlänge" Deiner
Gedanken, was natürlich nur zu Gutem
führen kann.

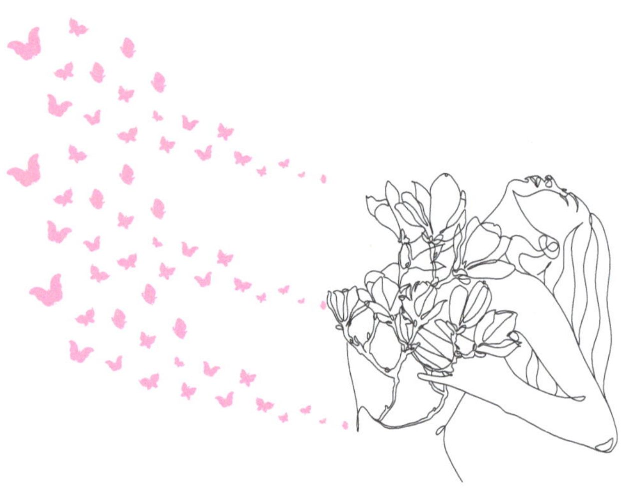

Selbstvertrauen

Der Glaube an die Macht Deiner Gedanken und das Vertrauen in Dich selbst sind so profund entscheidend bei der Stressbewältigung, dass ich es gar nicht auszudrücken vermag!

Selbstvertrauen ist eines der größten Geschenke, das wir uns machen können.

Nichts trägt uns zuverlässiger durchs Leben, nichts, wirklich gar nichts!
Ich könnte tatsächlich ein ganzes Buch über Selbstzweifel schreiben.

Ich empfinde Selbstzweifel nämlich als den größten Dieb aller Zeiten.

Er raubt uns unsere Träume und bringt ganze Lebensvisionen zum Einstürzen, die andernfalls fest auf den Sockeln des **Selbstwertes** hätten bestehen können.

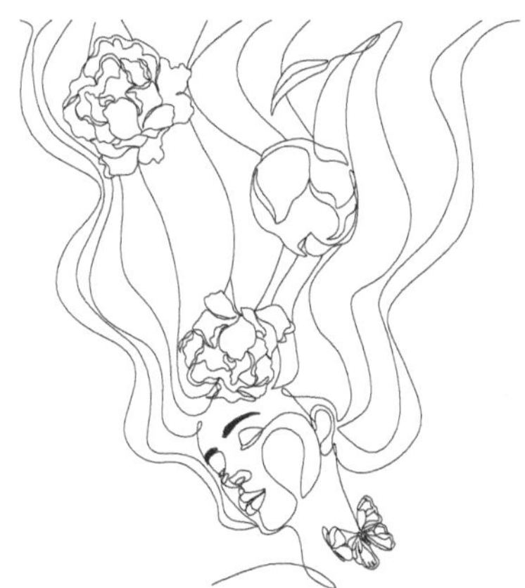

Das hat natütlich auch mit Selbstliebe zu tun und ich gehe hiezu nur peripher darauf ein, weil ich sonst kein Ende finden würde.

Ich muss mich hier entscheiden über Stress oder Selbstliebe zu schreiben, **denn die Liebe zu einem selbst ist wahrlich DAS größte Geschenk, das wir uns selber geben können.**

Es ist allerdings auch unsere schwerste und herausfordernste Übung und Mission überhaupt.

Da ich gerade noch mitten drin bin in dieser Übung, äußere ich mich ggf. an andererer Stelle noch einmal dazu.
Ich sage nur das, was ich bisher schon für mich in Erfahrung gebracht habe.

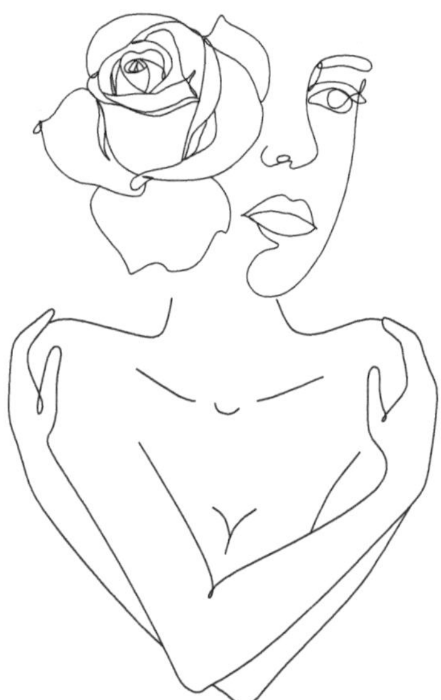

Selbstliebe

Es ist viel leichter jemand anderes zu lieben, als sich
selbst.

Sich bedingunslos zu lieben, heißt sich selbst
genauso anzunehmen, wie man ist; alle
Schattenseiten inklusive.

Es heißt auch, sich selbst für alles und auf immer zu
verzeihen. Für die Fehler, die man meint zu haben
und für alle Fehlentscheidungen, die man meint
jemals getroffen zu haben.
Ich weiß auch, dass sein Herz gegenüber sich selbst
zu öffnen, die Quintessenz von Heilung ist.

So viel weiss ich schon mal UND:

**Sich selbst zu lieben ist die Lösung für alles und
setzt der Schöpfung die Krone auf.**

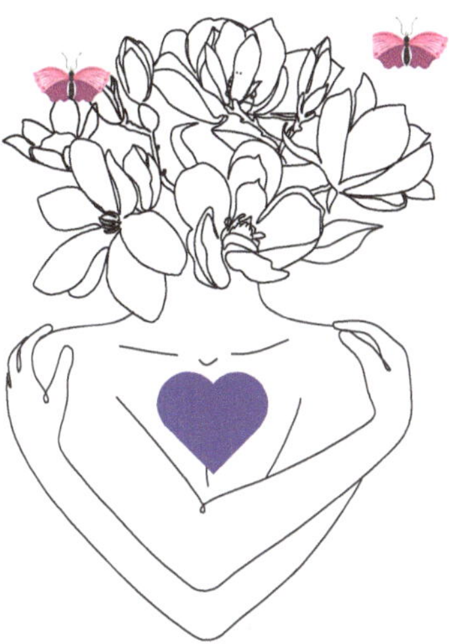

Achtsamkeit und bewusste Lenkung

Wenn Du achtsam bist, kannst Du Deine
Gedanken auch bewusst lenken.

Sobald negative Gedanken auftauchen,
versuche sie durch positive zu ersetzen. Das
klappt nicht immer, ich weiß, aber versuche
dann immerhin Deine negativen Gedanken
nicht auch noch zu bewerten.

Sag: "Dann hab ich halt negative Gedanken, na
und?!" Somit habe ich mich zumindest anfangs
ausgetrickst bzw. abgeholt.

Indem ich mich selbst in Ruhe ließ, hatte ich
immerhin Mitgefühl mit mir.

Mitgefühl ist ein unermesslich positives Gefühl,
was wiederum zu mehr positiven führt.
Es setzt eine sofortige Entspannung ein.

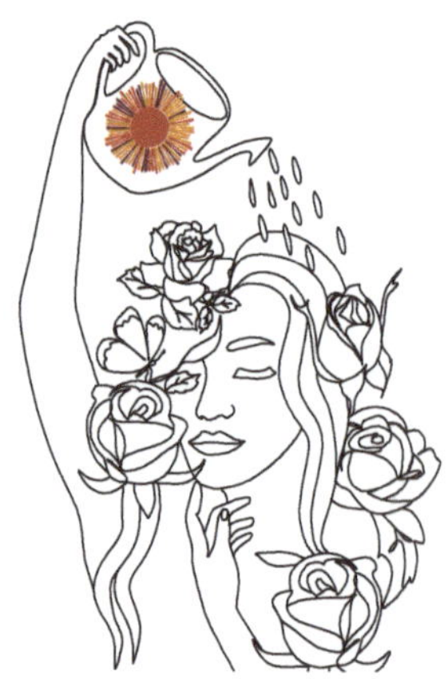

**Keiner hat mehr Macht
über Deine Gedanken,
als
Du
selbst.**

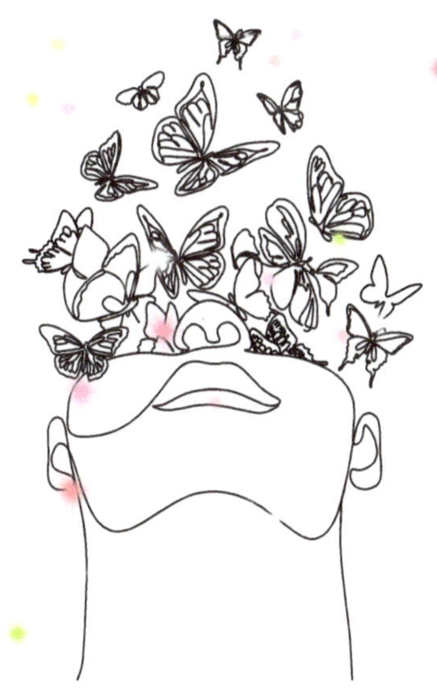

Visualisierung

Visualisiere, aus der Entspannung heraus, wie
Du Dir Deine gewünschten Ergebnisse
vorstellst, auch wenn Du vielleicht zuerst nicht
daran glaubst, dass sie auch eintreten werden.
In diesem Fall: "Fake it 'til you make it".

**Deine Kontrolle liegt nämlich im „Hier und
Jetzt." Das ist überschaubar.**

Das „Hier und Jetzt" ist eine Perle, die nur Du
beherbergst und stetig formst. Niemand sonst!

Im "Jetzt "kannst Du Dich immer abholen.

Du kannst Dich trösten und gutes über Dich
denken und Dir selber Sicherheit geben, wenn
es niemand sonst tut. Jetzt, hier und in Dir, fängt
es an. Denn am Ende -und am Anfang- gibt es
nur das "Jetzt". Immer.
Dort sind Dir alle Möglichkeiten gegeben. Dort
kreuzen sich alle Wege.

Im "Hier" hast Du auch immer einen sicheren
Hafen. Wir alle wissen, es ist oft sehr stürmisch
da draußen. Wenn wir uns erst darauf stützen
müssen, dass es weniger stürmisch wird oder
wir die Stürme in dieser Welt vorhersagen
wollen, dann sind wir auf schwerem, wenn nicht
verlorenem Posten.
Und warum sollten wir es uns noch schwerer
machen, als es sowieso schon ist?

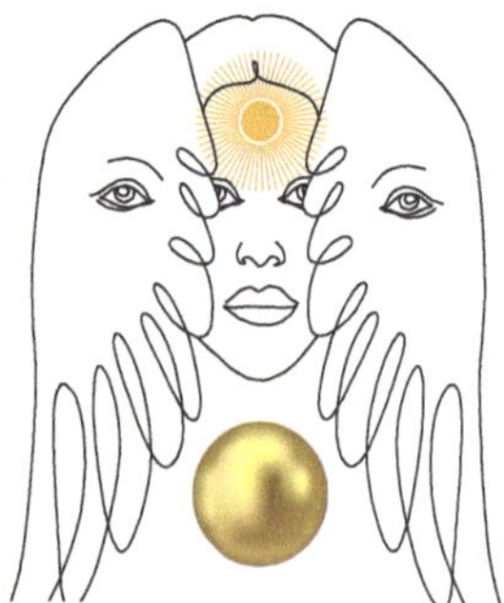

Affirmationen

Ich persönlich mag dieses Wort nicht so wirklich, keine Ahnung warum.

Ich nenne es lieber „Lotsen". Damit gemeint sind positive Aussagen, die Dir dabei helfen können, Deine Gedanken in die gewünschte Richtung zu lenken. Wiederhole sie regelmäßig, damit nicht andere Gedanken wieder dazwischen funken können. Beispiele dazu:

"Ich habe die Kontrolle über meine Gedanken." „Wie gut, dass ich mich gerade selbst an die Hand nehme". "Ich bin schon so weit gekommen." "Ich bin mein sicherer Hafen". „Ich bin genug." „Ich bin auf einem guten Weg". "Es ist alles gut".

Deiner Phantasie sind keine Grenzen gesetzt und ist, wie der Stress selbst, sehr individuell. Folgender Satz von Albert Einstein hat mir sehr geholfen, mehr Vertrauen zu haben:

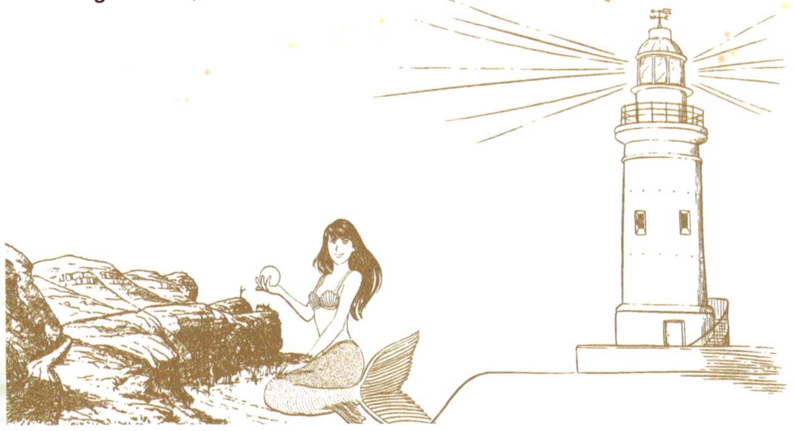

"Die wichtigste Erkenntnis meines Lebens ist die, dass wir in einem liebenden Universum leben."

Albert Einstein

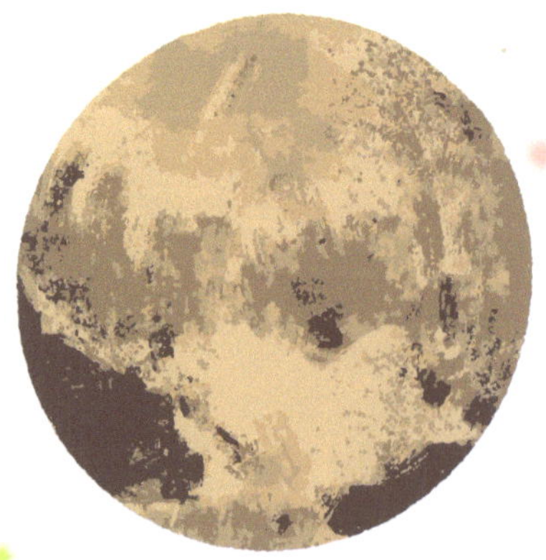

Loslassen

Nachdem Du Deine Absichten
bzw. Affirmation gesetzt hast,
ist es wichtig, loszulassen, zu
vertrauen und vor allem zu
erwarten, dass es auch so
eintreten wird. Again: "Fake it'til
you make it."!

All die „Hier-und Jetzts"
ergeben am Ende die
strahlende Perlenkette, die sich
Leben nennt.

Erlaube Dir, Recht zu haben.
Erlaube Dir, Dich in Sicherheit
zu wiegen und für Dich da zu
sein.
Erlaube Dir, es besser zu
wissen. Erlaube Dir nett mit Dir
umzugehen. Erlaube Dir,
emphatisch mit Dir selber zu
sein. Vertraue darauf und sei
offen für die Möglichkeiten, die
sich Dir genau DADURCH
bieten.

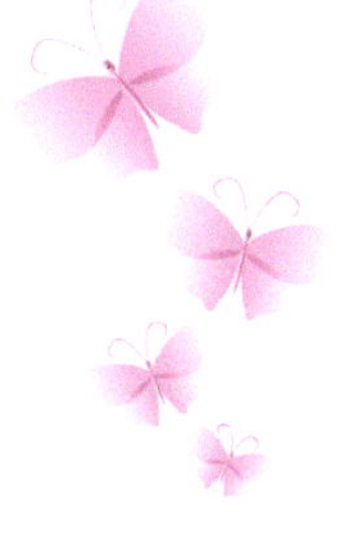

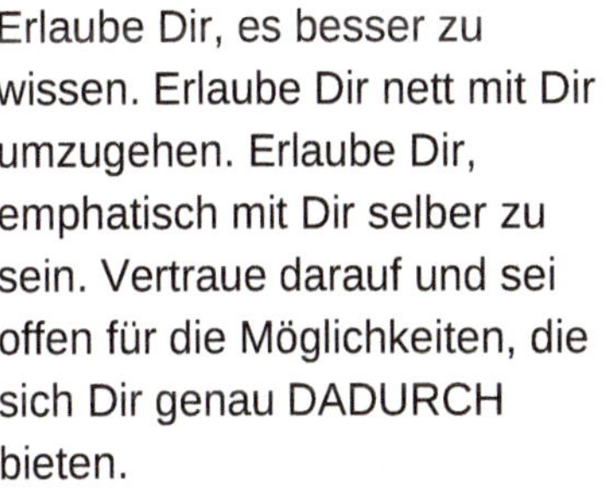

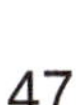

47

Stress Management-Techniken

Es gibt viele effektive Strategien zur Bewältigung von Stress und Stressmanagement-Techniken.

Welche am besten funktionieren, hängt absolut von der individuellen Persönlichkeit und den spezifischen Stressauslösern ab. Es ist ein wirklich weites Feld und somit werde ich an dieser Stelle nur peripher darauf eingehen können.

Hier sind einige der effizientesten Strategien zur Bewältigung von Stress, wie ich finde.

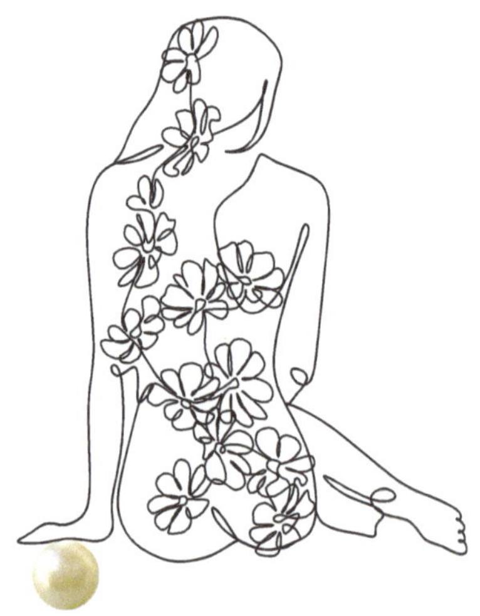

Entspannungs-Techniken

Dies umfasst Methoden, wie sich z.B. einfach
mal hinlegen, ausruhen und "Fünfe gerade
sein lassen."
Einfach mal nichts tun müssen und wenn es
nur für fünf Minuten ist. Vielleicht hörst Du Dir
Dein Lieblingslied an oder denkst einfach mal
an nichts.
Sich eine kleine *Insel der Auszeit* nehmen, in
der Du Dir sagst. „Jetzt gerade gibt es nichts
mehr zu tun, außer dass ich mich entspanne".

Wenn ich z.B. irgendwo anstehe und ich wie
früher mein Handy raus geholt hätte, nehme
ich mir anstatt dessen eine kleine Auszeit. Ich
guck, dass meine beiden Füße festen Boden
spüren und sich somit auch mein Körper
entspannen kann. Dann konzentriere ich mich
einfach darauf, dass ich tiefer atme, als ich es
gewohnt bin.

Wenn ich also irgendwo warten muss, z.B. im Stau, schließe ich auch manchmal kurz meine Augen und akzeptiere, dass das Warten solange dauert, wie es eben dauert.

Somit übernehme ich wieder Kontrolle über den Moment, das "Hier und Jetzt".

Manchmal liegt die Kontrolle eben nur darin zu erkennen, worauf ich Einfluss habe und was ich gerade nicht ändern kann.

Und siehe da, plötzlich bin ich dankbar für die extra Minuten.

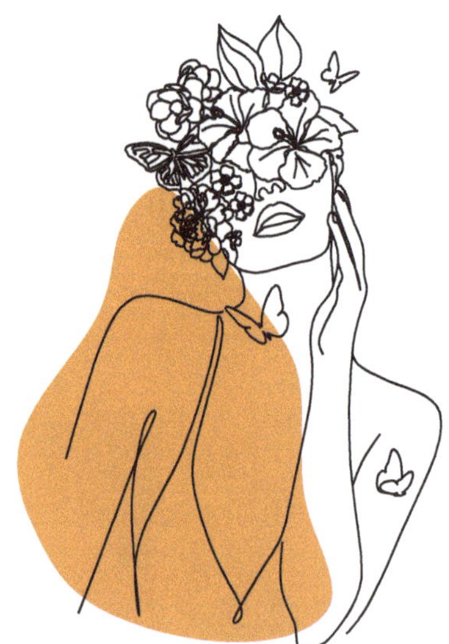

Regelmäßige Bewegung

Körperliche Aktivität setzt Endorphine frei, die
als natürliche Stress-Abbauhormone wirken.

Zeit in der Natur oder eine regelmäßige
sportliche Betätigung, kann Stress extrem
reduzieren.

Das habe ich vor allem gelernt, als ich
obdachlosen Jugendlichen in Los Angeles
habe Yoga beibringen müssen.

Ich sage „müssen", weil es den Jugendlichen
innerhalb eines Programms, des grandiosen
„My Friend's Place", auferlegt worden war,
erst neunzig Minuten Yoga machen zu müssen,
bevor sie Zugang zu Nahrungs- und
Hygienemitteln erhielten.

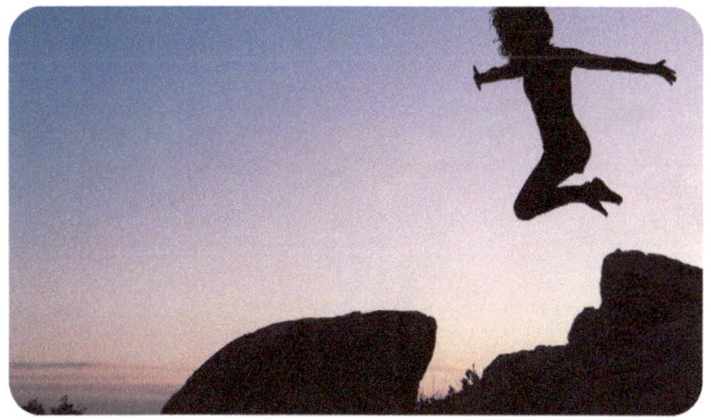

Es dauerte nicht lange, da
wünschten sich die Kids einen
zweiten Wochentag Yoga.

Auf meine Frage, warum ihre
Nachfrage gestiegen sei, antworteten
sie, dass sie sich einfach besser,
mehr in Kontrolle und
selbstbestimmter fühlten in den
einsamsten und dreckigsten Ecken
von Los Angeles.

Das habe ich nie vergessen!

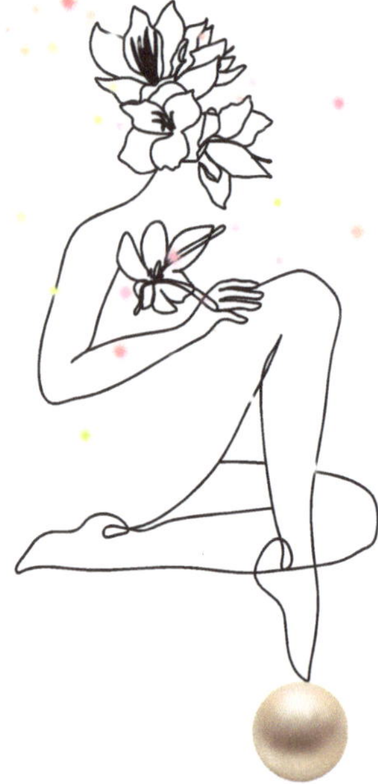

Gesunde Ernährung

Eine ausgewogene Ernährung mit vielen Nährstoffen kann die Widerstandsfähigkeit gegenüber Stress erhöhen.

Versuche übermäßigen Konsum von Koffein, Alkohol und stark verarbeiteten Lebensmitteln zu vermeiden bzw. Stück für Stück zu reduzieren.

Trinkst du z.B. drei Tassen Kaffee am Tag, versuche vielleicht nur zwei zu konsumieren.

Hole Dich langsam ab. So bist du gleichzeitig sanft mit Dir und baust Wohlbefinden, Selbstbestimmtheit und Kontrolle auf.

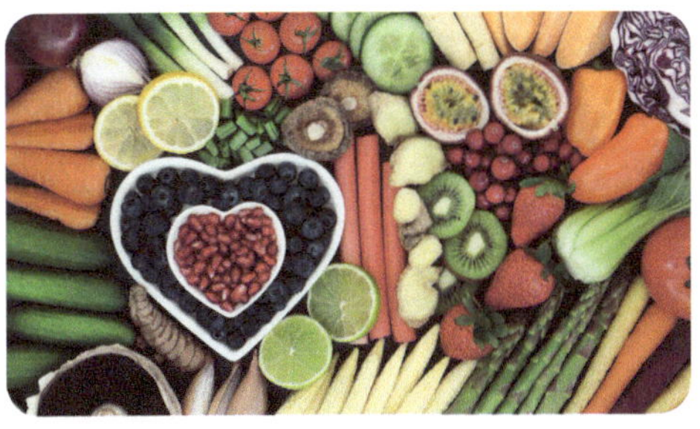

Schlaf

Ausreichender und qualitativ hochwertiger
Schlaf ist entscheidend für die
Stressbewältigung.

In den ersten Jahren als, meine Kinder ihre
Handys hatten, durften sie sie nachts nicht mit
in ihre Zimmer nehmen. Ich schloss mich
ihnen an. Mein Schlaf hat sich dadurch so
unfassbar verbessert, dass ich näheres dazu
wissen wollte.

Über die Neurowissenschaftlerin, Emily
MacDonald, fand ich heraus, dass wenn wir
morgens aufwachen, unsere Gehirnwellen
von Theta zu Alpha übergehen, was bedeutet,
dass sich unser Unterbewusstsein in einem
programmierbaren Zustand befindet.

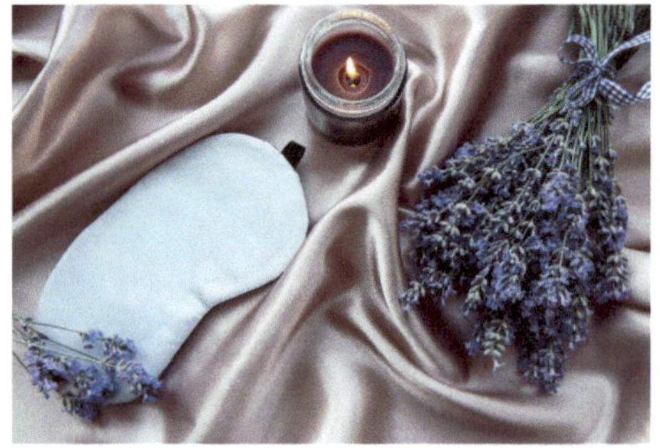

Die Inhalte, die wir in dieser Zeit
konsumieren, haben einen größeren
Einfluss auf unsere Denkweise und
bringen unser Dopamin für den Rest
des Tages durcheinander, so dass wir
weiterhin auf unser Handy schauen,
um sozusagen „unseren Pegel zu
halten".

Auch ging ich, ohne Handy im Zimmer,
wieder dazu über zu lesen oder einfach
mal meinen Gedanken nachzugehen.
Allem in allem bekam ich dadurch mehr
Auszeit vom Stress.

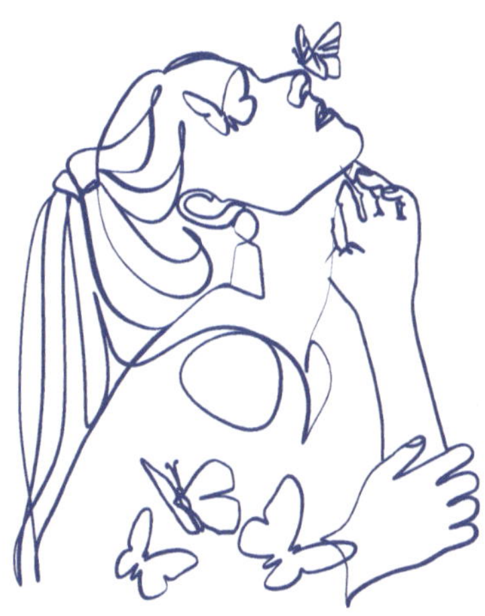

Soziale Unterstützung

Mit Freunden, Familie oder einem
Therapeuten zu sprechen, kann sehr
hilfreich sein, Stress abzubauen. Das ist
natürlich Typ abhängig.

Ich z.B. mache sehr gerne Dinge mit mir
selber aus. Ich finde es effizienter und es
gehört auch zu meinem momentanen Zeit
Management. Ich denke, wenn meine
Kinder aus dem Haus sind, werde ich mich
auch wieder gerne mehr an Freunde
wenden.

Ich habe jedoch gemerkt, dass Selbsthilfe
und der „Weg nach Innen" mein Weg ist
und mich schon seit meiner Kindheit
geprägt hat.

Wenn es jedoch gar nicht mehr geht, hole
auch ich mir Hilfe und das ist tatsächlich
eines der schönsten Gefühle, die es geben
kann.

Soziale Unterstützung kann mehr als nur
emotionalen Rückhalt bieten.

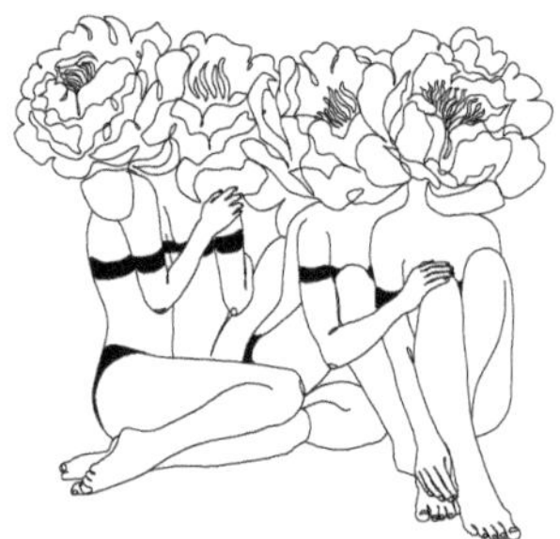

"Ich fühle mich heute nicht
sehr wie Pooh", sagte Pooh

"Da, da", sagte Ferkel.
"Ich bringe dir Tee und Honig,
bis du es tust."

A.A.Milne

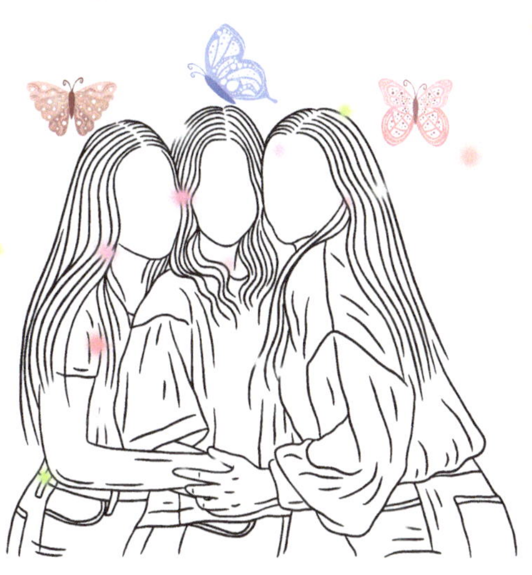

Zeit Management

Effizientes Zeit Management hilft den
Stress, im Zusammenhang mit
Termindruck und übermäßiger
Arbeitsbelastung, zu reduzieren.

Strukturiere Deine Woche und plane Dinge
im Voraus, die Dir gut tun.

Solange ich weiß, dass ich immer zu
meiner Bewegung, meiner Zeit mit meinen
Kindern, gutem Essen, einer gemütlichen
Umgebung und Gesprächsrunde komme,
ist die Woche schon geritzt.
Alles andere ist zwar eine wunderschöne
und immer willkommene Kür, aber kein
Muss für mich, um glücklich zu sein oder
mich wohl zu fühlen.

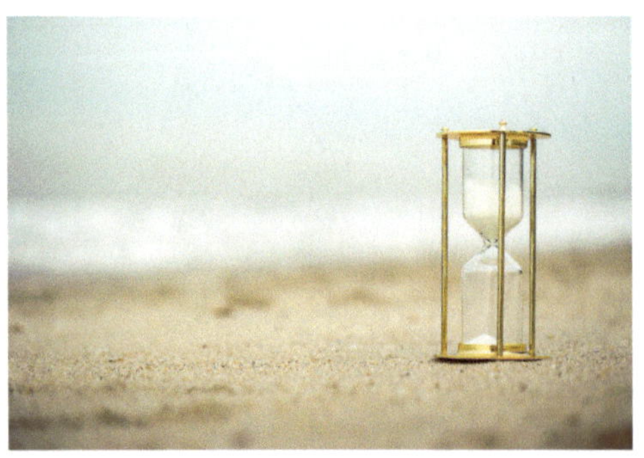

Wo wohlige Gefühle wohnen, ist kein Zimmer frei für Stress.

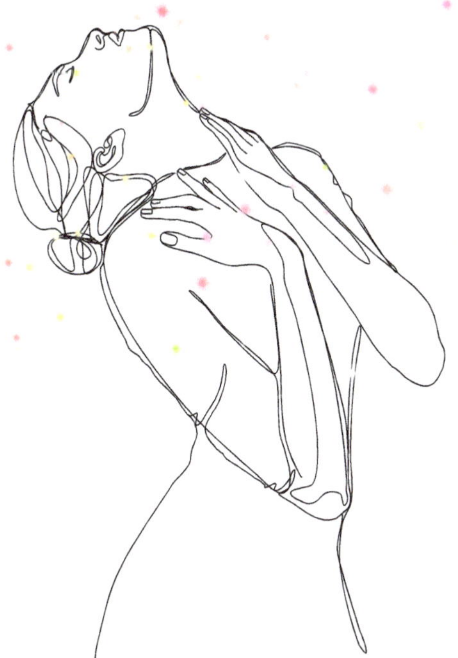

Grenzen setzen

Lerne "Nein" zu sagen und setze
klare Grenzen bei
Verpflichtungen und
Anforderungen, die Dir an die
Substanz gehen, um Überlastung
und unnötigen Stress zu
vermeiden.

Das war tatsächlich einer meiner
größten Herausforderungen.
Ich habe lange im Leben die
Belange von anderen über meine
gestellt und bin damit böse auf
die Nase gefallen und habe
dabei mein Stressniveau noch
zusätzlich erhöht.

Seitdem ich meine Selbstzweifel
im Zaum halte und sich dadurch
mein Selbstwert erhöht, fällt es
mir immer leichter zu mir „Ja" zu
sagen, was dann eben ein „Nein"
für anderes zur Folge hat.
Was soll man da machen; ist halt
so!

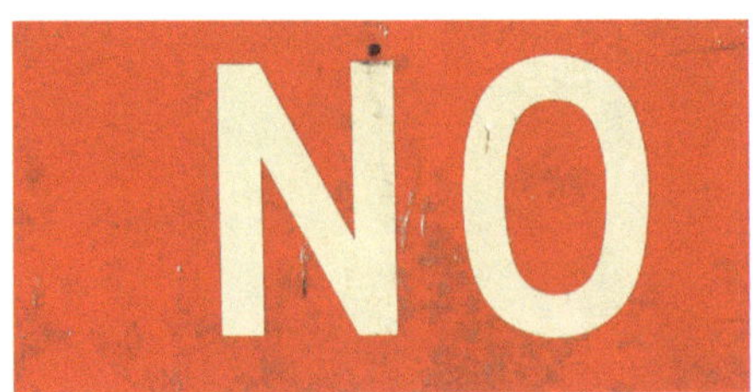

Ja zu Dir selbst

Vor allem in unserer
heutigen Welt gibt es
unzählige Ablenkungen,
die unsere wertvolle
Selbstwahrnehmung
trüben. Dadurch fällt uns oft
erst sehr spät auf, wie
gestresst wir wirklich sind.
Laut „Focus" leiden
siebenunddreißig Prozent
der deutschen
Arbeitnehmer unter „Burn-
Out".
Damit liegen wir sogar noch
unter dem globalen
Durchschnitt und die
Zahlen steigen.

Wie konnte es soweit
kommen?

Ich kann von mir sagen,
dass ich mir in meinem
Leben zu selten erlaubt
habe, auf meine innere
Stimme zu hören und ich
mich äußeren Einflüssen
und Meinungen zu oft
unterworfen habe.

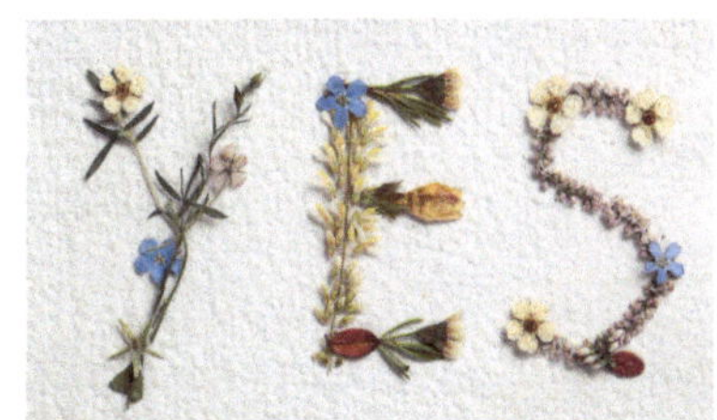

Meine Tochter ist dazu mein
größtes Vorbild.
Sie hat sich ein geniales
Poster selbst gebastelt und
es in ihrem Zimmer
aufgehängt.
Auf diesem steht:

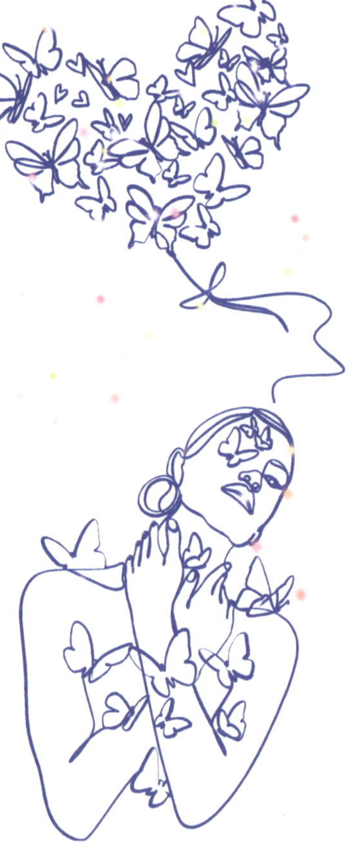

*"I don't give a fuck
and that's why
I am so beautiful"*

Rese Neu

Mich persönlich hat, z.B. mein langjähriger Beruf als Schauspielerin, unfassbar gestresst; war es doch mein Kindheitstraum gewesen eine zu werden. Ich bin dafür sogar auf einen anderen Kontinent gezogen und erst nach zehn Jahren zurückgekehrt.
Der Druck war hoch. Ich habe wirklich wahnsinnig viel in meine Karriere investiert um dann zu merken, dass mir vor allem das Umfeld unermesslich zu schaffen machte.
Ist es doch, vor allem für Frauen, ein ungeheuer sexistisch und altersdiskriminierendes Geschäft.
Auch ist man immer nur "so gut im Kurs", wie sein letztes Projekt d.h. es ist nicht linear bzw. ohne jegliche Möglichkeit

je befördert zu werden oder ähnliches.
Und ich habe sogar noch Glück gehabt.
Ich habe Jahrzehnte lang meine Familie ausschließlich mit der Schauspielerei ernähren können und dennoch ging es mir schon in guten Zeiten an die Substanz.
Ich bin ein eher zurückhaltender Mensch und somit fand ich rote Teppiche und das ständige „sich anbieten und anbiedern" müssen unerträglich!

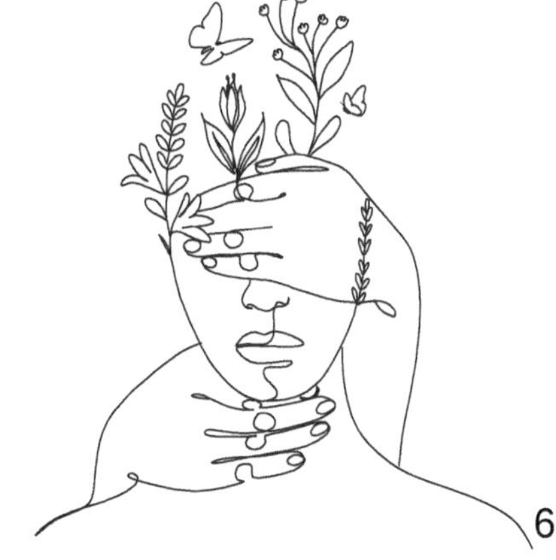

Als Kind dachte ich zudem, dass es hauptsächlich mein Job werde sein müssen, gut darin zu sein, die Menschen, die ich darstelle einwandfrei zu verstehen und dann glaubwürdig zu portraitieren und zudem ein angenehmer Teamplayer zu sein. In der Realität geht es jedoch in diesem Business auch um etwas komplett anderes.

In einem Karnevall der Eitelkeiten ist es zwar bunt und auch voller Leben, aber es gibt sehr viele Achterbahnfahrten, Geisterbahnen, Irrgärten und vor allem Gaukler!

Außerdem wurde mir von der vielen Zuckerwatte, die ich Menschen ohne Ende um den Mund schmieren musste schlecht!

Das habe ich zu lange mir selbst gegenüber nicht zugeben können, aber seitdem ich "Ja" zu mir sage, kann ich diese Wahrheit durchaus zu-und auch rauslassen.

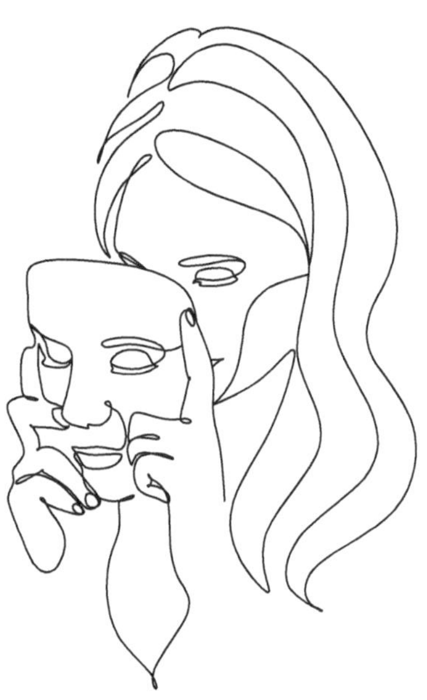

Dazu kommt, dass ich unter anderem Schauspielerin werden wollte, weil ich unbedingt "gesehen" werden wollte, **bis ich es eines Tages endlich selbst tat.** Michael Jackson hat ein ganzes Lied darüber geschrieben. "I startet with the (Wo)-man in the mirror" and my world became instantly a better place.

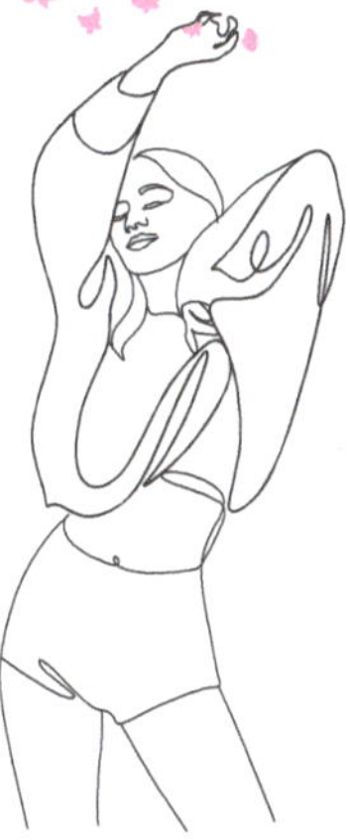

Jetzt, wo ich eine zusätzliche und ganzheitliche berufliche Laufbahn eingeschlagen habe und ich mir erlaube mir Luft zu machen, geht es mir so gut wie nie. Ich darf endlich alle Masken fallen lassen und ich selber sein, ohne mich verbiegen zu müssen. Ich habe es mir einfach erlaubt.

Es ist, als wäre meine Seele und ich wieder in Harmonie miteinander. Seitdem hat sich alles verändert. Die Dinge nehmen seitdem ihren Lauf, so als hätte ich aufgehört gegen den Strom zu paddeln. Das meine ich, auf Seite 27, mit: "..bis ich eines Tages entschied, mich einfach fallen zu lassen".

Ich habe mein Boot einfach umgedreht und fließe jetzt stromabwärts. Seitdem realisiere ich noch mehr, wie anstrengend alles war und auch wie schmerzhaft. Warum nur tun wir uns sowas an? Warum drehen wir nicht alle unser Boot herum und erlauben uns mehr Leichtigkeit?

Was hält uns davon ab?

**Dieses Büchlein soll ermutigen und ein
Anstoß sein
für alle, die sich ähnliche Fragen stellen.
Ist es am Ende nicht angenehmer los zu
lassen, als so doll fest zu halten?**

«Kommt an den Rand.»
«Nein wir können nicht. Wir fürchten uns.»
«Kommt an den Rand.»
«Wir können nicht. Wir werden fallen.»
«Kommt. An. Den. Rand.»
Und sie kamen.
Und er stieß sie.
Und sie flogen.“

Guillaume Apollinaire

Übungen

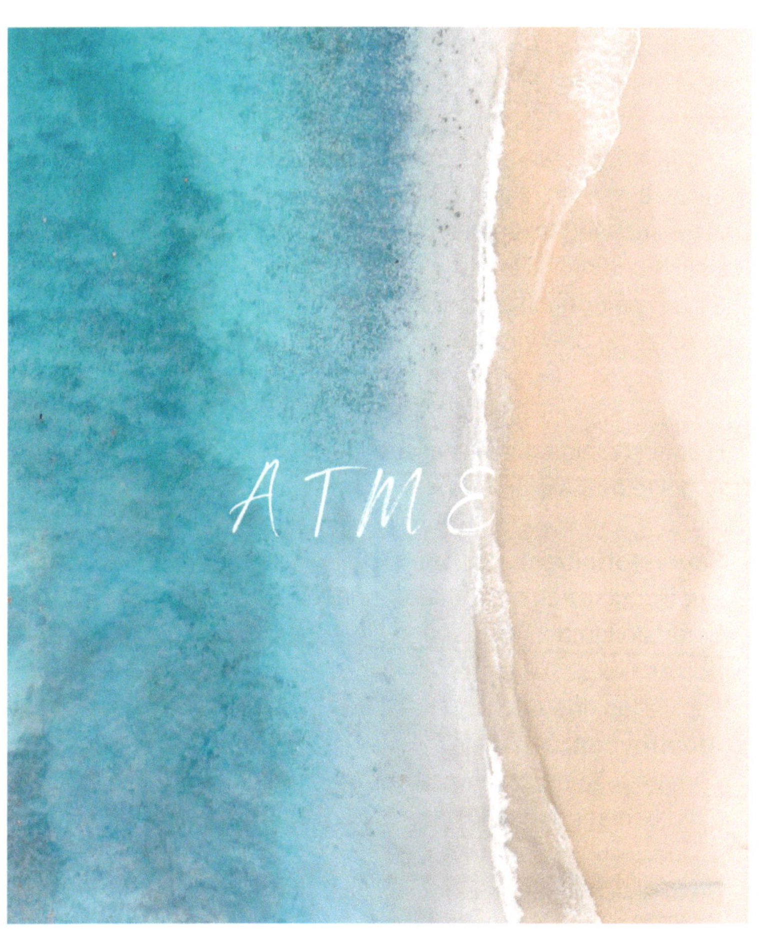

Der Atem

Der Atem ist, wie wir alle wissen, ein lebenswichtiger
physiologischer Prozess, der uns unser Leben
überhaupt erst ermöglicht. Mit einem Atemzug fing alles
an, mit einem anderen wird es enden. Unser Leben ist
sozusagen ein "Atem-Sandwich".)
Was mir persönlich ein tiefer Atemzug noch ermöglicht,
ist ein sofortiger Anker im "Hier und Jetzt". Er ist mein
"Notfallknopf", wenn ich in einen Strudel gerate, bringt
mich zu mir selbst zurück und erdet mich; weg von
tosenden Gedanken und rein in meinen Körper, meinen
Bauch und mein Herz!
Es ist immer noch erstaunlich für mich, wie **simpel** und
gelichzeitig profund, ein einzelner tiefer und bewusster
Atemzug sein kann. Ein Wunder eigentlich.

Hier sind einige der wichtigsten physiologischen
Aspekte des Atems:

Sauerstoffaufnahme:
Der Hauptzweck des Atmens ist die Aufnahme von
Sauerstoff in den Körper und die Beseitigung von
Kohlendioxid. Sauerstoff ist für die Energieproduktion in
den Zellen unerlässlich.
Atemrhythmus:
 Ein ruhiger und gleichmäßiger Atemrhythmus kann
dazu beitragen, den Körper zu beruhigen und Stress
abzubauen.
Dazu gleich einer meiner Lieblingsübungen.

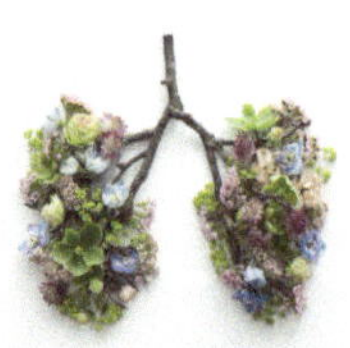

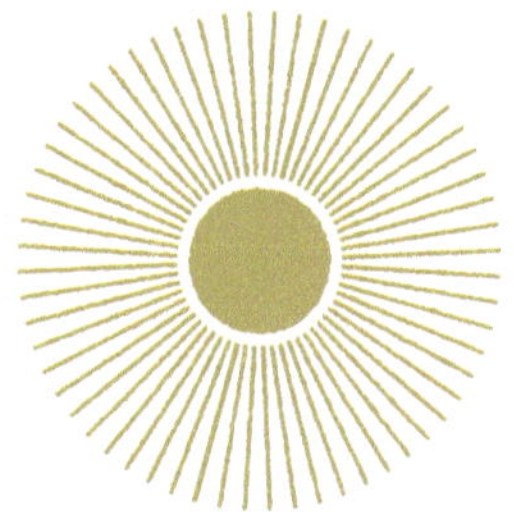

Verbindung zur Entspannung
Der Atem ist eng mit dem autonomen
Nervensystem verbunden. Ein tiefer,
langsamer Atem kann dazu beitragen, das
parasympathische Nervensystem zu
aktivieren, was Entspannung und
Stressabbau fördert.

Ich atme in stressigen Situationen so
krass "kurz und flach", was extrem
kontraproduktiv ist.
Wenn ich es dann aber schaffe, einen
tiefen Atemzug zu nehmen, ist es das
wohltuenste überhaupt!
Instant Wellness, sag' ich Euch!

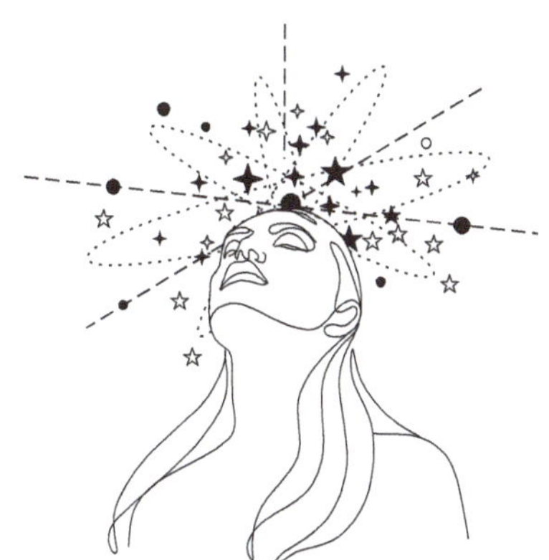

Boxatmung auch als quadratische Atmung bekannt, ist eine einfache Atemtechnik, die dazu dient, den Atemrhythmus zu verlangsamen, Stress abzubauen, Entspannung und die Konzentration zu fördern und ist eine meiner Lieblingsübungen, weil sie so einfach ist. Sie wirkt ausserdem schnell und kann überall durchgeführt werden.

Ich habe sie unzählige Male vor dem Drehen von schwierigen Szenen angewendet, oder wenn ich mich irgendwo unwohl fühle.

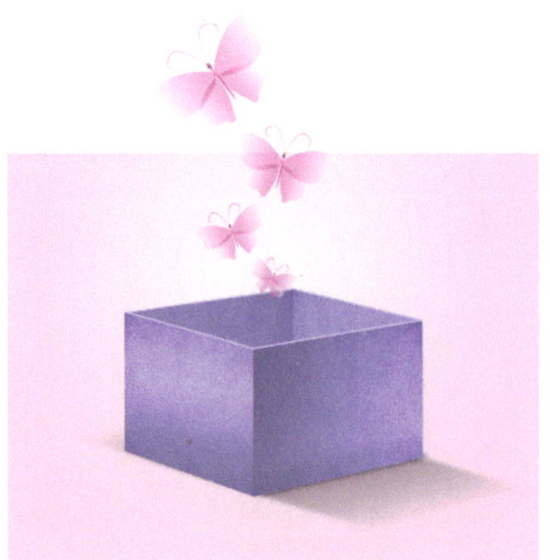

Die Schritte der Boxatmung

- **Einatmen für vier Sekunden**: Atme langsam und tief durch Deine Nase ein. Zähle dabei bis vier in Deinem Kopf. Versuche, den Atem gleichmäßig und kontrolliert fließen zu lassen.
- **Atem anhalten für vier Sekunden**: Halte den Atem für weitere vier Sekunden komplett an. Entspanne Dich dabei so gut, wie Du es kannst.
- **Ausatmen für vier Sekunden:** Atme langsam und gleichmäßig durch den Mund aus, während Du wieder bis vier zählst. Konzentriere Dich darauf, die Luft ruhig und kontrolliert abzulassen.
- **Atem anhalten für vier Sekunden**: Halte den Atem für weitere vier Sekunden an, bevor Du erneut einatmest.
- **Wiederhole die Schritte**, bis Du Dich ruhiger fühlst.

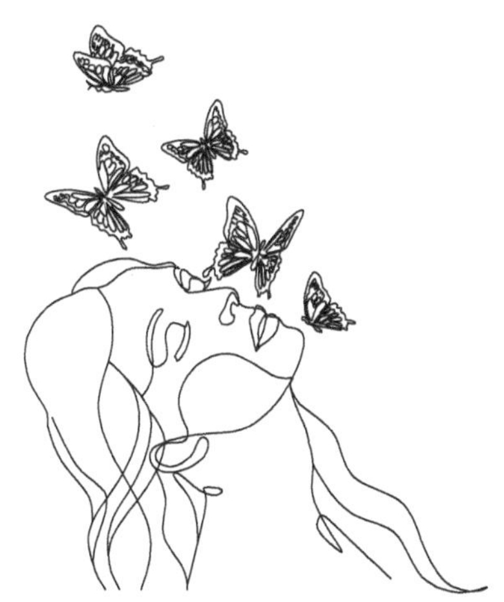

Bauchatmung ist eine beruhigende
Atemtechnik, die schnell hilft Stress
abzubauen.
Sie lenkt die Aufmerksamkeit
umgehend auf den gegenwärtigen
Moment und hilft, die körperliche
Anspannung zu reduzieren.

Du kannst diese Übung immer dann
anwenden, wenn Du Dich gestresst
fühlst oder eine kurze Pause zur
Entspannung benötigst, besonders
dann, wenn Du viel am Computer
oder im Büro sitzt.

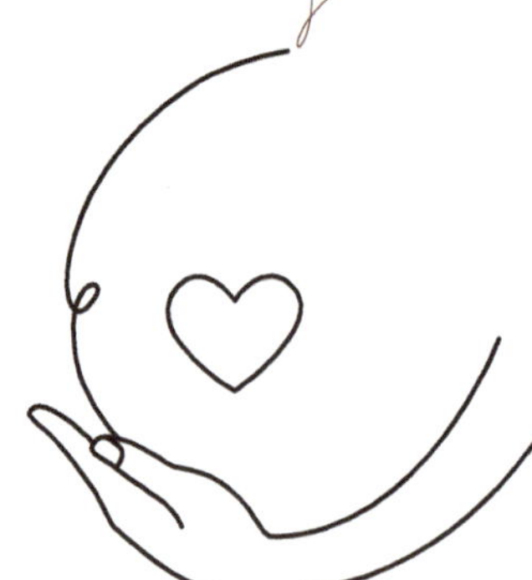

Die Schritte der Bauchatmung

- **Setze Dich in eine bequeme Position**: Du kannst auf einem Stuhl sitzen oder auf dem Boden. Stelle sicher, dass Dein Rücken gerade ist, und entspanne Deine Schultern.
- **Lege eine Hand auf Deine Brust und die andere auf Deinen Bauch:** Dies hilft Dir, Dich auf Deine Atmung zu konzentrieren.
- **Atme durch die Nase ein**: Atme langsam und tief durch die Nase ein. Während Du zählst spüre, wie sich Dein Bauch sanft nach außen bewegt. Deine Brust sollte dabei möglichst ruhig bleiben.
- **Atme durch den Mund aus**: Lasse die Luft langsam und kontrolliert durch den Mund ausströmen. Du solltest spüren, wie sich Dein Bauch wieder nach innen bewegt.
- **Wiederhole diese Atmung mehrere Male:** Konzentriere Dich auf die tiefe Bauchatmung und versuche, alle anderen Gedanken loszulassen.
- Die Übung funktioniert auch wunderbar mit der Hand auf dem Herzen.

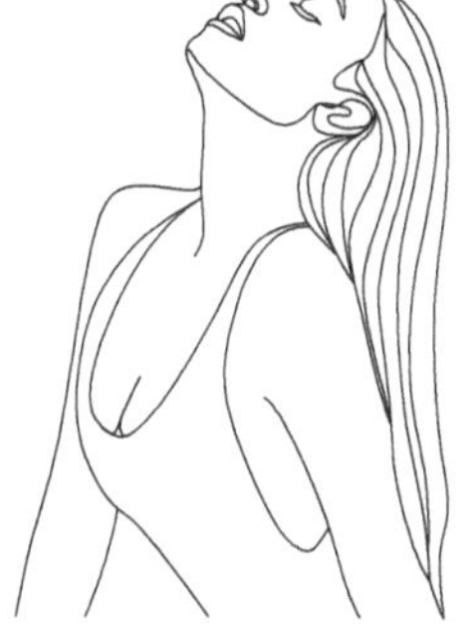

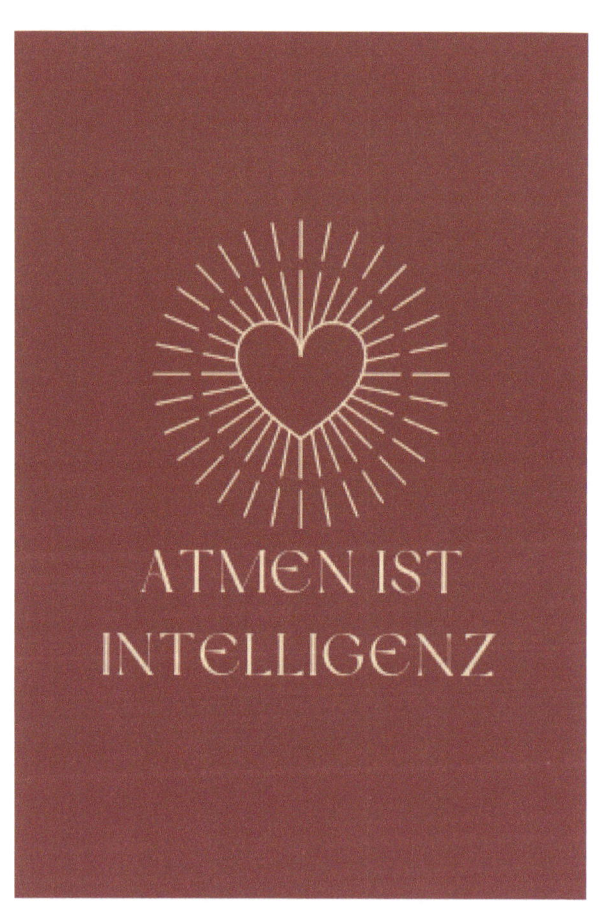

ATMEN IST
INTELLIGENZ

*Wer nicht richtig
atmet,
kann nicht richtig
denken.*

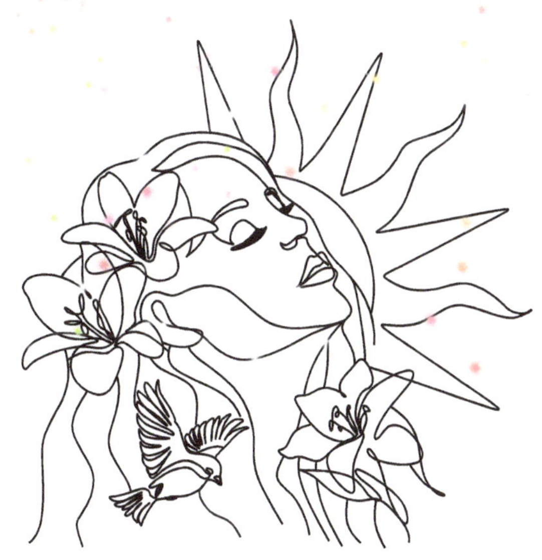

<u>Herz-Gehirn Kohärenz</u>

Als ich die wissenschaftlichen Grundlagen
des HeartMath® Institutes während meiner
Ausbildung entdeckte, hat sich mein Leben für
immer verändert. Das meine ich so, wie ich es
sage.
Im folgenden zitiere ich das HeartMath®Institute
Deutschland und warum es sich lohnt, **dem
Herzen mehr Aufmerksamkeit zu schenken:**

"Die meisten von uns haben in der Schule gelernt,
dass das Herz ständig auf „Befehle" des Gehirns in
Form von neuronalen Signalen agiert. Weniger
bekannt ist jedoch, dass das Herz tatsächlich mehr
Signale an das Gehirn sendet als das Gehirn an
das Herz!

Darüber hinaus haben diese Herzsignale einen
wesentlichen Einfluss auf Gehirnfunktionen, auf die
emotionale Verarbeitung sowie auf höhere
kognitive Fähigkeiten wie Aufmerksamkeit,
Wahrnehmung, Gedächtnis und Problemlösung.
Mit anderen Worten:

**Nicht nur das Herz reagiert auf das Gehirn,
sondern auch das Gehirn reagiert
kontinuierlich auf das Herz."**

"Der Einfluss der Herzaktivität auf die Gehirnfunktion
wurde in den letzten 40 Jahren intensiv untersucht.
Frühere Forschungen haben sich hauptsächlich mit
den Auswirkungen der Herzaktivität auf sehr kurze
Zeiträume beschäftigt – also maximal über mehrere
aufeinanderfolgende Herzschläge hin. Wissenschaftler
des HeartMath Institute haben diese wissenschaftliche
Forschung erweitert.
Sie haben untersucht, welche Auswirkungen
längerfristige Muster des Herzrhythmus auf
verschiedene Funktionen des Gehirns haben.
Die HeartMath-Forschung konnte zeigen, dass
unterschiedliche Muster (die mit verschiedenen
emotionalen Zuständen einhergehen) deutlich
voneinander abweichende Effekte auf unsere
mentalen Fähigkeiten und unser emotionales Erleben
haben. "

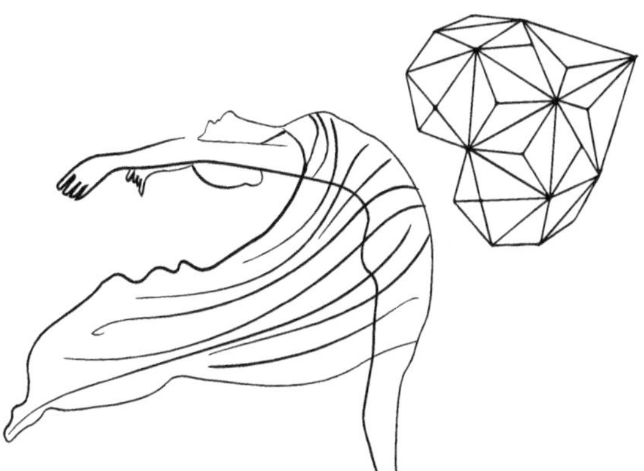

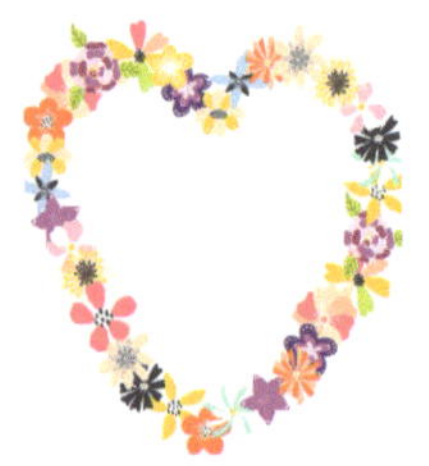

"Bei Stress und negativen Emotionen ist das Herzrhythmusmuster unregelmäßig und ungeordnet. In diesen Fällen hemmt das entsprechende Muster der neuronalen Signale, die vom Herzen zum Gehirn gelangen, höhere kognitive Funktionen.
Dies schränkt unsere Fähigkeit ein, klar zu denken, sich zu erinnern, zu lernen, nachzudenken und effektive Entscheidungen zu treffen."

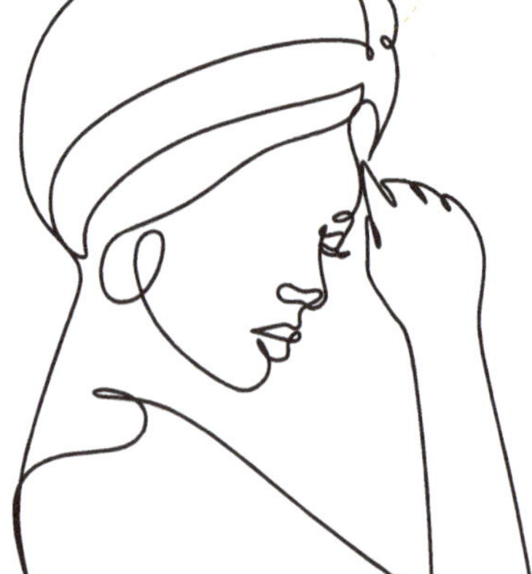

"Die Untersuchungen des HeartMath Institute
haben gezeigt, dass der gesamte Körper in
einen bestimmten Zustand wechselt, wenn wir
bewusst eine positive Emotion erzeugen. Dieser
Zustand ist messbar und wird als
psychophysiologische Kohärenz bezeichnet, weil
er durch eine erhöhte Ordnung und Harmonie
sowohl in unseren psychologischen (mental und
emotional) als auch in unseren physiologischen
Prozessen gekennzeichnet ist.
Psychophysiologische Kohärenz ist ein optimaler
Zustand. Die Forschung zeigt, dass unsere
physiologischen Systeme effizienter
funktionieren und wir emotional stabiler sind,
wenn wir diesen Zustand aktivieren.
Und wir haben auch eine
erhöhte mentale Klarheit und eine verbesserte
kognitive Leistungsfähigkeit.
Einfach ausgedrückt: Unser Körper und unser
Gehirn arbeiten effizienter und wir fühlen uns
besser und sind leistungsfähiger."

.

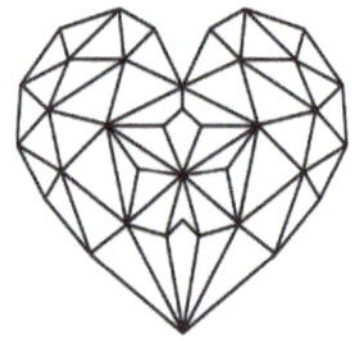

"Das HeartMath Institute widmet sich seit 28 Jahren der Erforschung der Physiologie des Lernens, von Resilienz und der Leistungsfähigkeit.

In der Auflistung von Google Scholar sind 327 unabhängige Studien aufgeführt, die von Forschern durchgeführt wurden, die nicht vom HeartMath Institute angestellt oder dem HeartMath Institute unterstellt sind."

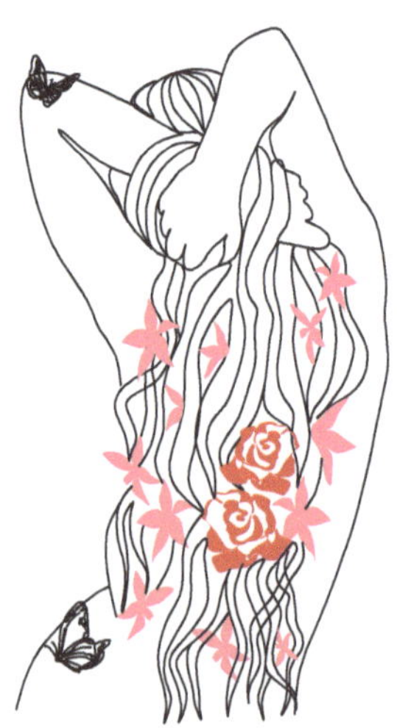

Herz-Gehirn-Kohärenz-Übung ist eine grundlegende Methode und Technik, die darauf abzielt, die Synchronisation und Harmonie zwischen dem Herzen und dem Gehirn zu fördern. Sie basiert auf der Idee, dass ein koordiniertes Zusammenspiel zwischen diesen beiden Organen zu einem verbesserten Wohlbefinden, erhöhter geistiger Klarheit und reduziertem Stress führen kann.

Diese Übung hab' ich an Drehtagen angewendet, wenn ich einen schlechten Tag hatte, aber z.B. eine lustige oder positive Szene spielen sollte.

Bei mir hatte sie den Effekt, dass sich meine emotionale Stabilität sofort verbessert hat.

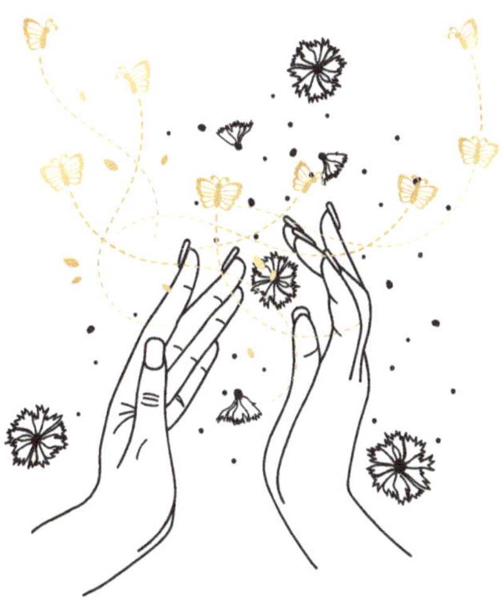

Die Schritte zur Herz-Gehirn-Kohärenz-Übung

- Beginne mit einer ruhigen und gleichmäßigen Atmung. Konzentriere Dich auf Deine Atmung und versuche, diese für die gesamte Übung bewusst zu steuern.
- Denke nun an Ereignisse oder eine Person, die Dir viel Freude bereitet haben/hat. **Versuche Dich so detailiert wie möglich zu erinnern und diese positiven Gefühle wirklich intensiv zu spüren.** Dies kann helfen, Deine Herzfrequenzvariabilität zu erhöhen.
- Atme, mit diesem wohligen Gefühl im Sinn, ein und aus, als würdest Du das Gefühl selbst einatmen und fest halten wollen.
- Es ist verrückt, denn nach einiger Zeit, stellt es sich tatsächlich ein. So toll!

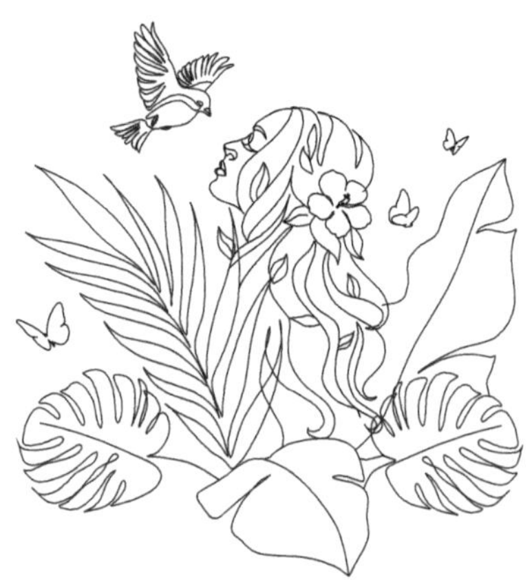

Die Untersuchungen des HeartMath® Institutes haben deshalb mein Leben für immer verändert, weil es beweist, dass die Herzintelligenz im Fordergrund steht, **besonders** wenn wir gestresst sind.

Es war ein Durchbruch für mich zu wissen, dass bewiesen wurde, dass das Herz mit dem Gehirn kommuniziert, MEHR als umgekehrt.
Ich nenne es seitdem meinen persönlichen "Neuro-Botschafter".

Es unterstützt mich in dem Wissen, was ich schon immer gefühlt habe: Man sieht nur mit dem Herzen gut und *mein Herz ist Boss!*

Auch Dir wünsche ich, dass Du Dich von Deinem Herzen leiten lässt, Dir mehr vertraust und Du somit selbstbestimmt, stressfreier, aufmerksam und aufrecht durch Dein Leben kommst.

Vielleicht begegnen wir uns ja mal.
Bis dahin Grüß ich Dein Herz!
Alles Liebe,

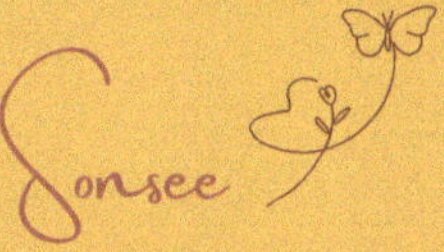

Buchcover: **Victoria Rusyn**
Quellen: HeartMathDeutschland.de

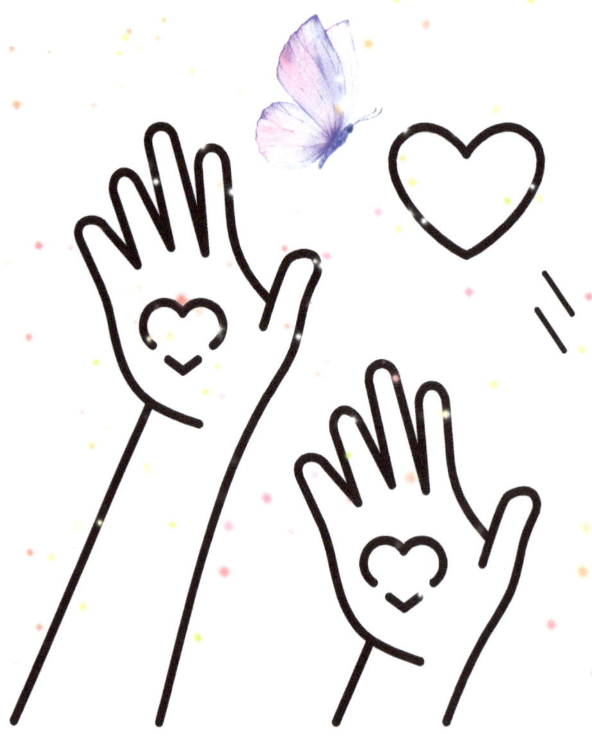

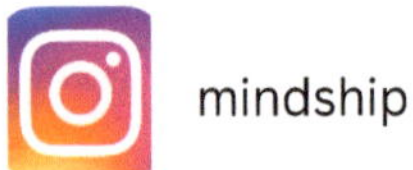 mindship

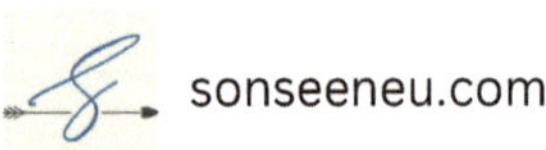 sonseeneu.com

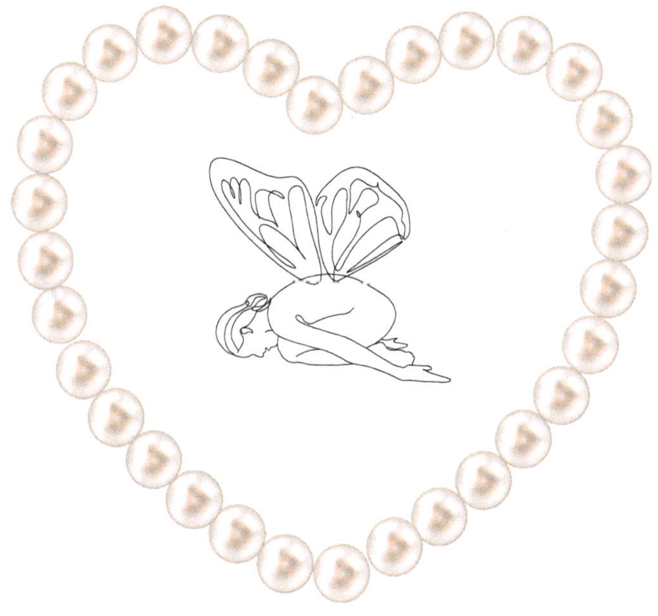

DANKE!

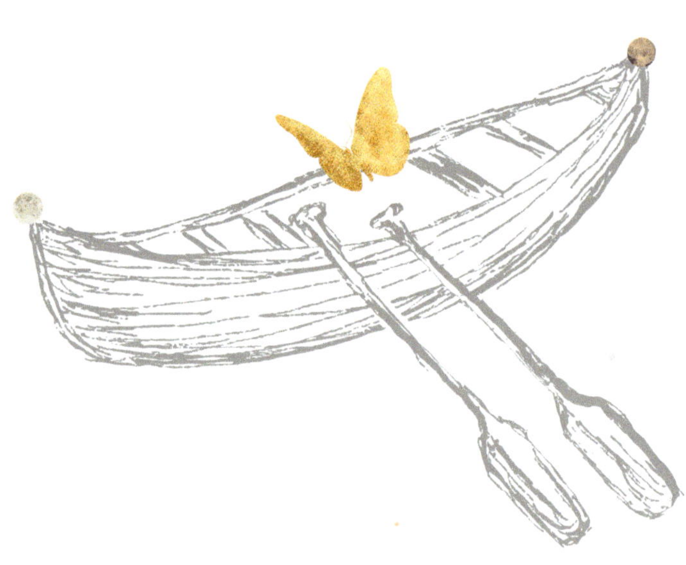

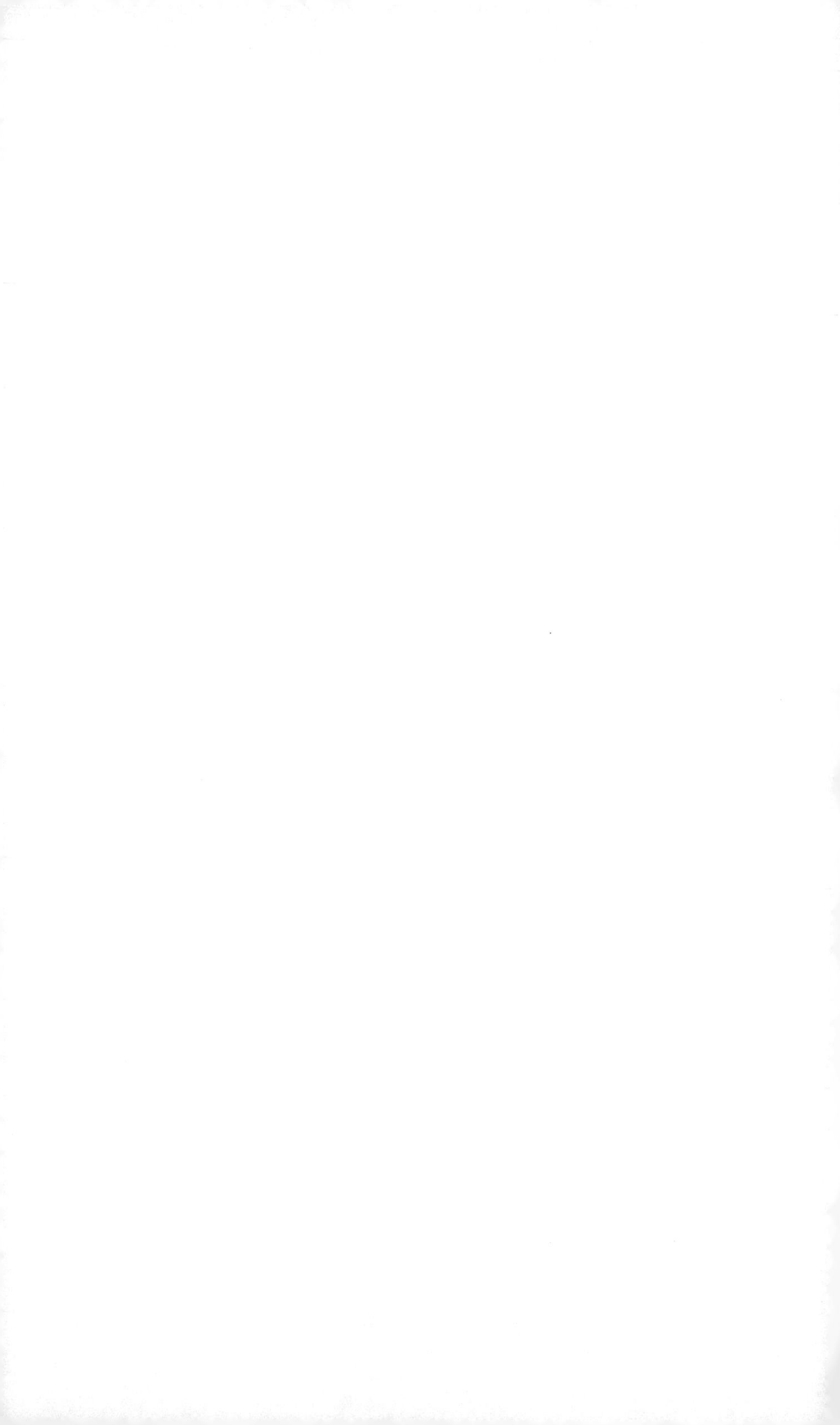

www.ingramcontent.com/pod-product-compliance
Lightning Source LLC
Chambersburg PA
CBHW040225240726

48664CB00001B/6